肺部磨玻璃结节的

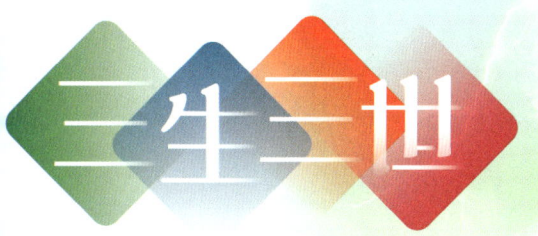

三生三世

主审 陈 昶 王 晨
主编 赵晓刚 赵德平

I long to be king

I am ground glass opacity (GGO) in the lung,
A vague figure shrouded in mystery and strangeness,
Like looking at the moon through clouds,
Like seeing beautiful flowers in the fog.

I long to be king,
With my fellows swimming in every vessel.
My people crawl in your organs and body,
Holding the rights for life or death, I tremble with excitement.

When young you called me "atypical adenomatous hyperplasia",
Then when I had matured, you declared me "adenocarcinoma in situ",
When fully developed, your fearful denomination: "invasive adenocarcinoma".
You forgot my strenuous journey to become the king.

From tiny to strong,
From humble to arrogant.
None cared when I was young,
But all fear me we when full grown.

I've been nourished on the delicious mist and haze,
That sweetly warmed my heart,
Always loving when you were heavy drunk and smoking,
Creating me a cozy home.

When I was less than eight millimeters, I was so fragile,
Waiting for a chance to grow up.
Now, more than eight millimeters, I am more mature,
And considered worthy of notice.

My continuous growth gives me a chance to be king,
As I break through layers of obstacles,
Spanning the mountains and waters.
My fellows march to every corner and occupy every region.

My quest to become king was full of obstacles,
I was cut until almost dead in childhood,
Burned once I'd matured,
And poisoned when older.

Happiness after sorrow, rainbow after rain.
I faced surgery, radiotherapy, and chemotherapy,
But continued to chase my dream,
Some would have given up, but I will be the king.

I long to be king, with fellows and subordinates,
I long to be king, to have people's fear and respect,
I long to be king, to dominate my domain,
I long to be king, to direct your fate.

Xiaogang Zhao, MD, PhD
Shanghai, China

CHEST

在 CHEST 的学术殿堂中
以诗歌诠释医学的温度与深度

上海科学普及出版社

图书在版编目(CIP)数据

肺部磨玻璃结节的三生三世 / 赵晓刚，赵德平主编.
上海：上海科学普及出版社，2025.5. -- ISBN 978-7
-5427-9017-0
Ⅰ. R563-49
中国国家版本馆 CIP 数据核字第 202563VF52 号

责任编辑　黄　鑫　陈星星
装帧设计　张　超
绘　　画　张　超

上海科普教育发展基金会 2023 年度科普公益
项目(编号：B2023114)资助图书

肺部磨玻璃结节的三生三世

陈　昶　王　晨　主审
赵晓刚　赵德平　主编

上海科学普及出版社出版发行
（上海中山北路 832 号　邮政编码 200070）
http://www.pspsh.com

各地新华书店经销　上海盛通时代印刷有限公司印刷
开本 720×1000　1/16　印张 11.25　字数 156 000
2025 年 6 月第 1 版　2025 年 6 月第 1 次印刷

ISBN 978-7-5427-9017-0
定价：68.00 元
本书如有缺页、错装或坏损等严重质量问题
请向印刷厂联系调换
联系电话：021-37910000

编 委 会

主　　审　陈　昶　王　晨

主　　编　赵晓刚　赵德平

副主编　张国桢　朱余明　武春燕

编委成员（按拼音排序）

安　朝　蔡　杰　蔡剑桥
陈　健　陈炜洁　戴晨阳
顾　瞻　郭　亮　靳凯琪
李　昆　李　钊　王丽新
杨　咏　杨晓冬　杨玉伦
张坤鹏　郑　卉　郑慧禹

前　言

一场跨越时空的"肺腑之约"

翻开这本书,你即将开启一段奇妙的"肺腑之旅"。这不是一部科幻小说,而是一场真实的生命探索——关于那些在CT影像上若隐若现的磨玻璃结节,它们的前世、今生与未来。

在医学影像的世界里,磨玻璃结节就像一群神秘的"精灵",时而温顺,时而狡黠。它们的前世,或许始于一个基因的突变,或许源于一次环境的刺激;它们的今生,正在上演着"正邪博弈"的精彩大戏;而它们的未来,则充满了无限可能——可能是消散无踪,可能是稳定不变,也可能是悄然蜕变。

作为胸外科医生,我们每天都要与这些"精灵"打交道。在诊室里,我们见证了太多患者面对磨玻璃结节时的困惑与焦虑。正是这些经历,促使我们提笔写下这本书。我们希望用通俗易懂的语言,将复杂的医学知识转化为生动的故事,让每一位读者都能理解这些"肺腑之言"。

本书将带你穿越时空,回溯磨玻璃结节的"前世",探寻它们的起源之谜;剖析磨玻璃结节的"今生",解读诊断与治疗的最新进展;展望充满希望的"未来",了解前沿科技如何改变诊疗格局。在这趟旅程中,你将遇见:影像学下的"捉迷藏"游戏;病理学中的"福尔摩斯"探案;治疗选择的"十字路口"抉择;未来科技的"科幻"变现实。

这本书不仅是一本科普读物,更是一份医者仁心的承诺。希望通过这些文字,能够消除你对磨玻璃结节的恐惧,建立科学的认知,掌握正确的应对之道。让我们携手同行,在这场跨越时空的"肺腑之约"中,共同探寻生命的奥秘,守护呼吸的健康。

现在,请深呼吸,让我们一起开始这段奇妙的旅程吧。

赵晓刚　赵德平

2025 年 2 月

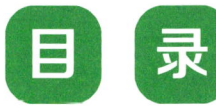

前世　追根溯源篇

第1章　追溯磨玻璃结节历史起源之病理进展　　／003
第2章　西医视角看待磨玻璃结节腺癌之产生根源　　／016
第3章　中医视角看待磨玻璃结节腺癌之正邪相争　　／024

今生　邪正博弈篇

第4章　磨玻璃结节肺腺癌背井离乡的转移之路　　／041
第5章　磨玻璃结节腺癌手术方法之单孔微创　　／063
第6章　磨玻璃结节开刀、随访等争论之焦点解析　　／080
第7章　磨玻璃结节医患共同决策之临床意义　　／097
第8章　肺部磨玻璃结节患者的养肺秘籍　　／113

未来　遐想无限篇

第9章　百年之变——磨玻璃结节腺癌兴衰史　　／124
第10章　千年之变——磨玻璃族群的崛起　　／138
第11章　万年之变——银河系的崛起　　／148

第 12 章　亿年之变——银河系危机　　　　　　　　　　　/ 150

第 13 章　万亿年之变——中断的轮回　　　　　　　　　　/ 152

番外一　　　　　　　　　　　　　　　　　　　　　　　/ 169

番外二　　　　　　　　　　　　　　　　　　　　　　　/ 170

前世

追根溯源篇

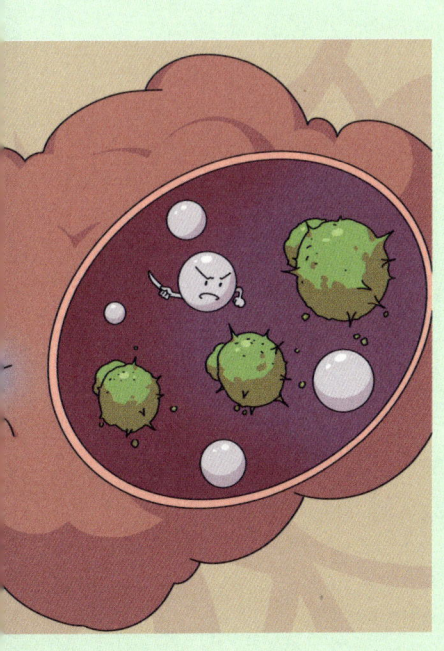

第1章
追溯磨玻璃结节历史起源之病理进展

肺部磨玻璃结节(ground-glass nodule，GGN)这一概念最早在1986年由伽姆苏(Gamsu)提出，1996年美国弗莱施纳(Fleischner)学会进行定义。肺部磨玻璃结节是指病变在计算机体层成像(computed tomography，CT)上的磨玻璃样云雾状密度增加，且不掩盖肺内支气管和小血管结构，通常在3 cm以内。临床上GGN多无症状，常在体检时被发现。近年来，随着胸部CT检查的普及，GGN检出率明显增高，因此倍受人们的重视。GGN根据内部成分组成，分为纯GGN和混合GGN，前者多为良性病变，如炎症、纤维化、出血等，后者由纯GGN长期持续存在引起，多为肺部肿瘤及其癌前病变。本章节从病理角度出发，用通俗易懂的语言、生动形象的比喻向大家普及肺部GGN的认识过程、种类、预后等，目的是让大众也能对GGN有所了解。

第1节 肺部磨玻璃结节认识过程

GGN是指影像学上边界清楚或不清的肺内磨砂样密度增高影，也可叫做"毛玻璃结节"。近年来，随着胸部CT的普及，GGN已经成为体检或偶发早期肺癌的主要表现形式,检出率逐年增高。许多患者最开始听到肺部 GGN 这个名词会感到恐慌,什么是磨玻璃结节?好好的肺怎么会长出结节?那我是不是得了肺癌?有些患者出现多发结节更加重了恐惧心理。事实上,肺部 GGN 有很多种病变的 CT 表现,这一章节我们先从 GGN 的由来开始介绍。

之所以叫做"磨玻璃结节",是因为这种结节在 CT 上较周围肺组织密度稍高,呈现"浅灰色"或"半透明",而周围正常肺在 CT 上呈现的是"黑色",这种影像密度改变和生活中经过研磨或喷砂做成的磨砂玻璃非常相似,为了便于人们理解,因此俗称为"磨玻璃结节"或"毛玻璃结节"。

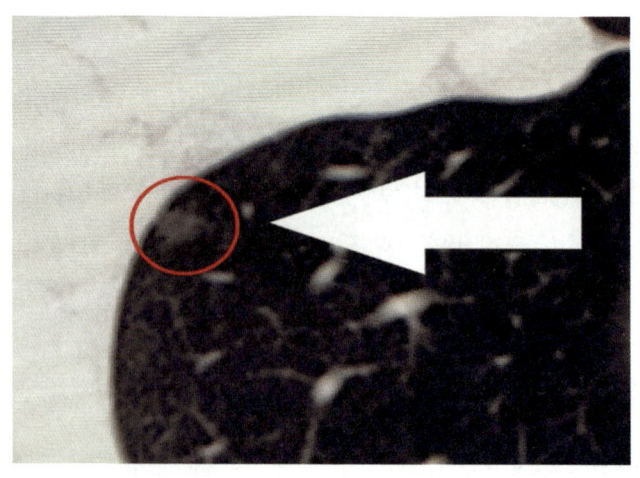

GGN 这一概念最早在 1986 年被提出,是由美国加利福尼亚医疗中心的放射学专家伽姆苏(Gamsu)首次报道,指发生在肺部 CT 上的磨玻璃样的密度增高影,当时对这种结节的性质并没有太多深入的研究,文献报道较少。

随着时间发展,不断有更多的放射科医生发表关于 GGN 的报道。法国的放射科医生雷米-雅尔丹(Remy-Jardin)于 1993 年首次在《胸部影像学杂志》系统地对其进行定义。GGN 诊断需要符合这些标准:①密度增高的磨玻璃影(ground-glass opacity,GGO);②没有覆盖住其下的肺血管和支气管;③必须是高分辨率 CT 的影像学结果;④有较宽的窗宽设置(窗宽:1 500~2 000 HU,窗位:500~700 HU)。这篇报道不仅加深了临床医师和放射科医师对这种结节的认识,也使病理医师对 GGN 有了初印象。但由于当时还不确定这种结节的性质,治疗方式不统一,手术标本较少,在病理角度并没有更多的发现。

1996 年,美国 Fleischner 协会提出将 GGN 定义为一种表现为磨玻璃密度增高影且同时能够显现其下肺血管和肺叶支气管影的影像学特征。有了前期的报道,加上研究的深入和手术标本的积累,越来越多的病理工作者提高了对肺部 GGN 的认识,为探索其性质奠定了基础。

早期研究对 GGN 的认识十分局限,大多数学者认为 GGN 是一种良性病变或肺部炎症的影像学表现;但与此同时,也有少数学者认为,GGN 也可能是早期肺腺癌的影像学表现,引起这种分歧的因素在于术前诊断为 GGN 的肺组织中,术后病理提示有些是炎症等非肿瘤性疾病,有些是肿瘤性病变,如以往分类中的细支气管肺泡癌(bronchioloalveolar carcinoma,BAC)的影像学表现。后来,随着临床、影像学研究及学术交流的不断深入,临床数据和经验的积累,对于 GGN 的认识以及肺癌的分类均发生了巨大的革新和转变。目前 GGN 的定义是在薄层 CT(thin-section CT,TSCT)上云雾状密度影增加,且不掩盖肺内部支气管和小血管结构的小结节。临床医师发现对于 GGN 尤其是纯 GGN,长期规范随访但不采取干预手段成为了一种选择方案,其惰性的疾病发展规律也让随访变得更加安全。

GGN 是一种 CT 影像学的密度改变,其病理性质既可以是良性的炎性感染,也可以是恶性的肿瘤性病变。要想真正从病理微观层面了解肿瘤性的磨玻璃结节,就需要先了解肺部构造。

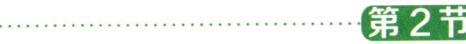

第 2 节
从病理角度看肺

人体的肺是呼吸器官,左右各一,位于胸腔内纵隔的两侧,膈的上方。

肺被肺裂分为数叶。左肺被由后上斜向前下的一条斜裂分为上、下两叶。右肺除斜裂外，还有一条近于水平方向的水平裂，它们将右肺分为上、中、下三叶。

肺作为气体交换的场所，通过各级支气管将空气从口鼻运输到肺内，支气管再分叉成更细微的分支，气体通过气道各级分支最终进入肺泡，并通过肺泡进行气体交换。层层分级的支气管形状和倒立的树非常相似，可以将各级支气管比喻成支气管树。

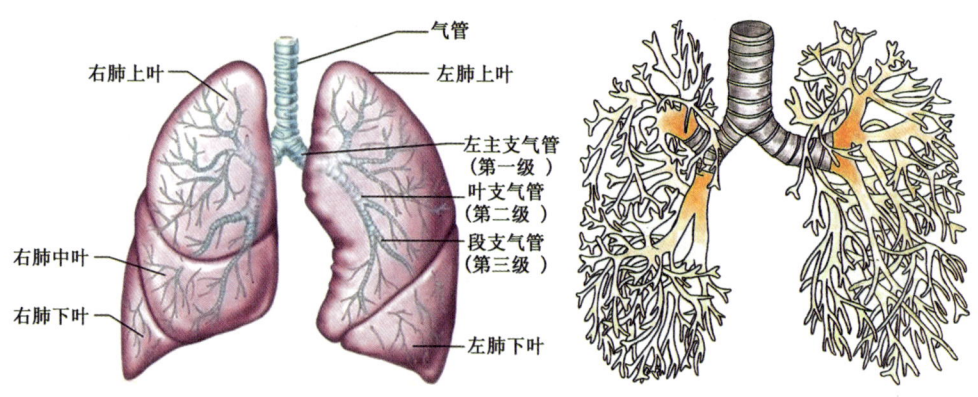

终末气道的远端是肺泡，肺泡由肺泡上皮和间质组成的多面形薄壁囊泡，同时有肺泡孔以便气体交换，相邻肺泡间的肺泡间隔具有支撑作用（含毛细血管网、弹性纤维、成纤维细胞、巨噬细胞及神经纤维）。

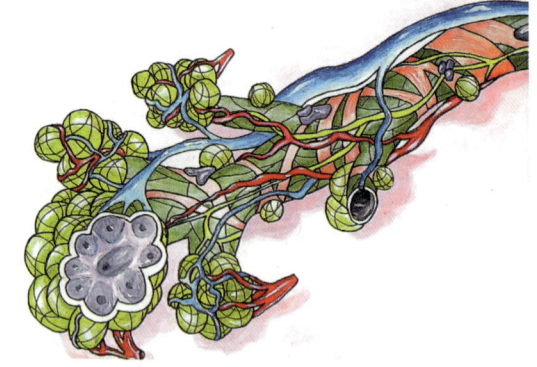

当受到外界不良刺激（如吸烟、环境及职业暴露等）时，存在于肺和支气管的正常细胞会发生异常增殖，久而久之，可能会形成肺部肿瘤。

从病理角度阐述肺部不同细胞发生病变虽然很抽象，但我们可以通过下面的文字和图来进行解释。由于所有肿瘤都是由正常细胞受不良刺激后逐步发展而成,因此首先需要了解正常肺组织的形态,认识各级支气管和肺泡细胞以及间质非常重要。从气管到小支气管的结构分别是黏膜、黏膜下层、外膜层。

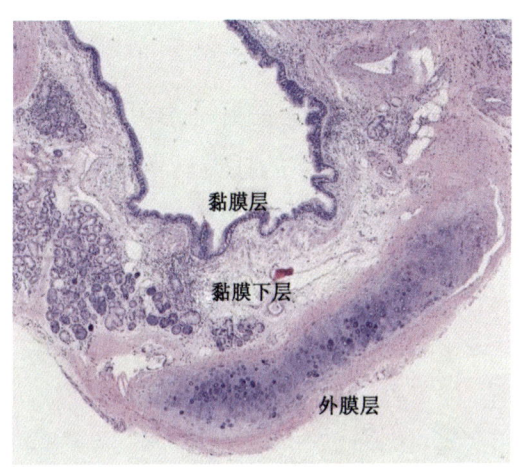

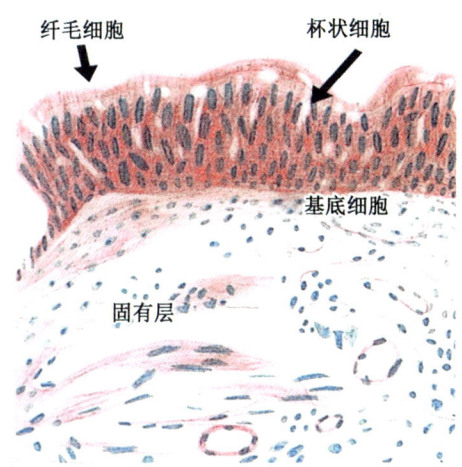

最常发生肿瘤的是黏膜上皮层,上皮中含有各类细胞,这些细胞形态多种多样,具有相应的功能。如纤毛细胞(能看到细胞表面呈毛茸茸的感觉)可以促进异物等被"扫"出肺外、克拉拉细胞可以分泌黏液及氧化酶、杯状细胞(内含黏液)具有分泌功能、神经内分泌细胞产生神经内分泌颗粒等。从大支气管到更细的支气管,不光管径会发生变化,细胞组成也会有相应的变化,比如杯状细胞和纤毛细胞会逐渐减少到消失,而克拉拉细胞会逐渐增加。

谈完支气管,我们再来讲讲肺的另一个非常重要的组成部分,那就是肺泡。

这是一张在光学显微镜下看到的肺泡结构,同样看上去很难理解,为什么像一张由红色的线和蓝色的点组成的网?确实如此,人体的肺就像一块海绵,切面的结构类似于一张网,内部交织复杂且疏松柔软,但每个细

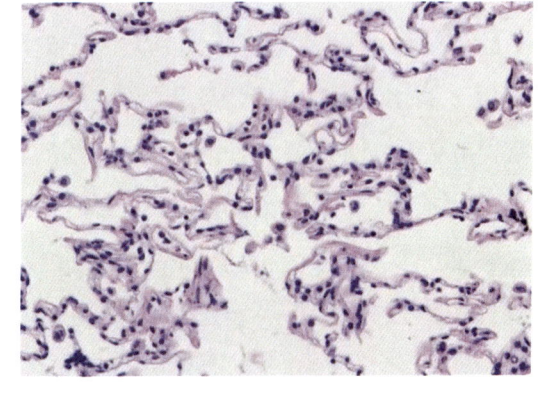

胞都秩序井然地履行着自己的职责,之所以形成红蓝交织的颜色是因为病理科在接收标本后,通过一系列切片制作的流程和一种特殊的染色方法(苏木精-伊红染色),会将所有细胞的核染成蓝色,细胞质染成红色,这样有利于病理医师对细胞和组织结构进行辨认。

你能想象一个成年人竟然有 3 亿~4 亿个肺泡吗?总面积将近 100 m²!全部展开大约有几十个乒乓球桌那么大,听上去真是不可思议,正是如此庞大的气体交换系统才能维持人体各种状态下的呼吸。一个肺泡的平均直径大约 0.2 mm,如此渺小的肺泡却可以容纳很多细胞,如Ⅰ型肺泡细胞、Ⅱ型肺泡细胞、巨噬细胞、成纤维细胞等。此外,还有毛细血管、红细胞和平滑肌。

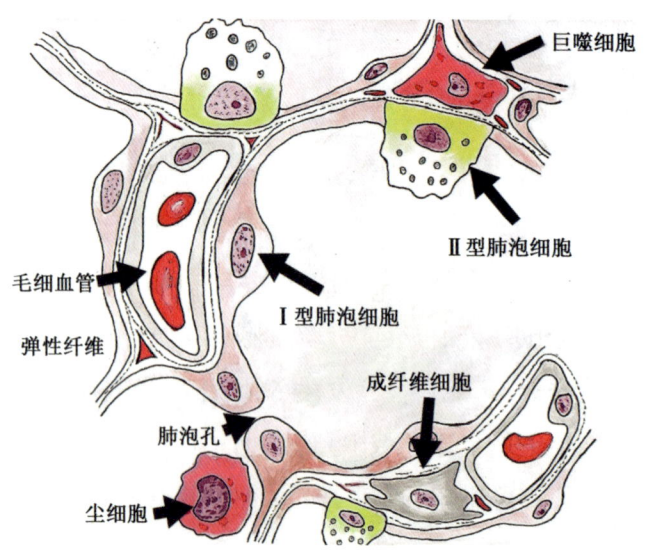

Ⅰ型肺泡细胞覆盖了肺泡大部分的面积,扁平地趴在肺泡间隔上,是氧气和二氧化碳交换的部位;Ⅱ型肺泡细胞覆盖的面积较Ⅰ型肺泡细胞少,细胞呈立方体,顶端突入肺泡腔,可以释放含表面活性物质的黏液层来降低肺泡表面张力,从而稳定肺泡大小,便于通畅呼吸,新生儿透明膜病就是由于这种细胞发育不良引起表面活性物质合成和分泌障碍,导致婴儿出生后肺泡不能扩张,出现呼吸窘迫。此外,Ⅱ型肺泡细胞还具有分裂、增殖并分化为Ⅰ型肺泡细胞的潜能来修复受损伤的上皮;巨噬细胞是非常重要的免疫

细胞,分布在全身各处,具有抗感染、抗肿瘤和免疫调节的作用,当异物或细菌、真菌等微生物通过呼吸进入肺部时,巨噬细胞充当门卫的角色,先"巡逻"发现并吞噬异常物质,随后再经过呼吸道黏液流动和纤毛运动被咳出,维持肺部稳态。吞噬粉尘的巨噬细胞又叫做"尘细胞"。除了这些细胞外,还有对肺泡起支撑作用的肺泡间隔。肺泡间隔由丰富的毛细血管网、弹性纤维和平滑肌等组成的薄层结缔组织隔。大量的弹性纤维与吸气后肺泡的弹性扩张和回缩密切相关。肺气肿的形成原理是肺泡弹性纤维变性导致弹性减弱,难以回缩,最终导致肺泡断裂、扩大,在CT上表现为双肺弥漫分布的低密度区,即"黑色"区域增大。

除支气管和肺泡外,肺内还存在血管、淋巴管及胸膜,可不要小瞧了它们,肿瘤细胞就是搭着这些"顺风车"进行转移的!胸膜是覆盖在肺表面的一层"膜"性结构,在病理检查工作中,通常会使用一种特殊的弹力纤维染色方法将胸膜分辨出来。

肺内的动脉和支气管就像一对恩爱的"夫妻",动脉常常与支气管相互伴行,形影不离。动脉的管壁由双层弹力纤维组成,因此管壁比较厚,而静脉管壁较薄,仅由一层弹力纤维组成,常分布在肺泡间隔中,没有支气管伴行。

肺内的淋巴管比较丰富,遍布肺内的多个角落,尤其是沿着胸膜下和肺泡间隔分布。淋巴管壁非常薄,由单层细胞组成,之所以肿瘤侵犯胸膜会引起预后差异,就是由于该区域存在丰富的淋巴管,增加了肿瘤转移的风险。

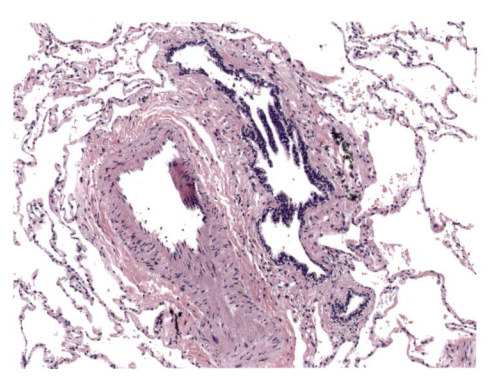
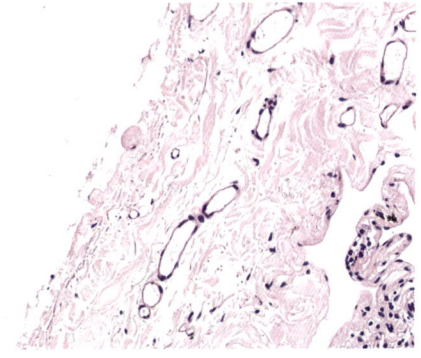

第3节
从病理角度谈磨玻璃结节

肺部肿瘤分类主要是通过世界卫生组织(World Health Organization,WHO)召集全球病理、内科、外科和放射科等多学科专家共同进行商讨后定义和标准化命名的,已经成为绝大多数病理工作者接受的"暂定"标准。但这一标准并不是一成不变的,经过漫长时间的演化,肺部肿瘤分类共经历1967、1981、1999、2015及2021年5个版本,并逐步完善。我们从病理角度浅谈肿瘤性GGN的改变,在后续相应章节内还会针对影像-病理的密切关联进行详细阐述。

事实上,所有肿瘤的发生都是一个渐进性的过程,并不是突然出现的:先是正常细胞得到异常增殖,如果病变没有得到及时控制和改善,就会进一步发展,这一阶段称为癌前病变,即不典型腺瘤样增生(atypical adenomatous hyperplasia,AAH);第二个阶段就是原位腺癌(adenocarcinoma in situ,AIS),虽然细胞发生癌变,但是它们在局限范围内活动,没有对周围的组织造成破坏,早期阶段具有良好的预后,将它们甄别出来既有利于监测随访,避免病情延误,也可避免过度治疗;如果AIS继续发展则成为微浸润性腺癌(microinvasive adenocarcinoma,MIA),此时尽管出现浸润灶,但预后和AIS无异;当癌细胞达到一定数量后在一定范围内进行扩散则形成浸润性腺癌(invasive adenocarcinoma,IAC),早期肿瘤进展的速度尚较慢,因为机体也有一些"卫士"被迅速调动起来攻打癌细胞,最严重的结果是发生大范围浸润和转移,癌细胞会通过血管、淋巴管或胸膜等转移到远处器官。

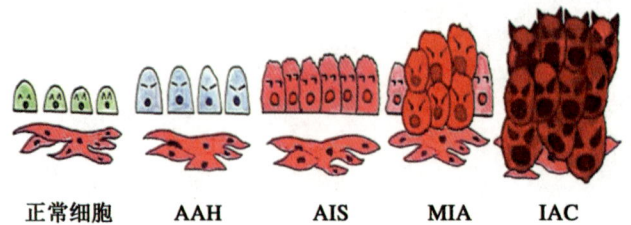

1999版起新增了AAH作为肺腺癌癌前病变,这是一种局灶性病变,直径通常小于5 mm,是单一、立方状到低柱状细胞排列,一般不会引起周围淋巴组织和间质纤维的增生,因此,在影像学上的表现是纯磨玻璃结节。可以将AAH细胞比喻成一群心思动摇的平民,可能回心转意不做坏事,也有可能变成做坏事的坏蛋,此时的肺泡细胞沿着肺泡壁生长,稍有异型性,但未聚集生长,应当继续随访。

在2015版WHO分类中,新增AIS、MIA的概念。当AAH中那些心思动摇的人向坏蛋方向发展时,很多坏蛋围在一起交头接耳地谋划坏事时,AAH就发展成为AIS。虽然AIS和AAH一样都是沿着肺泡壁生长,但比AAH的细胞更加异型,且细胞聚集生长,此时CT的表现可呈纯GGN或混合GGN。

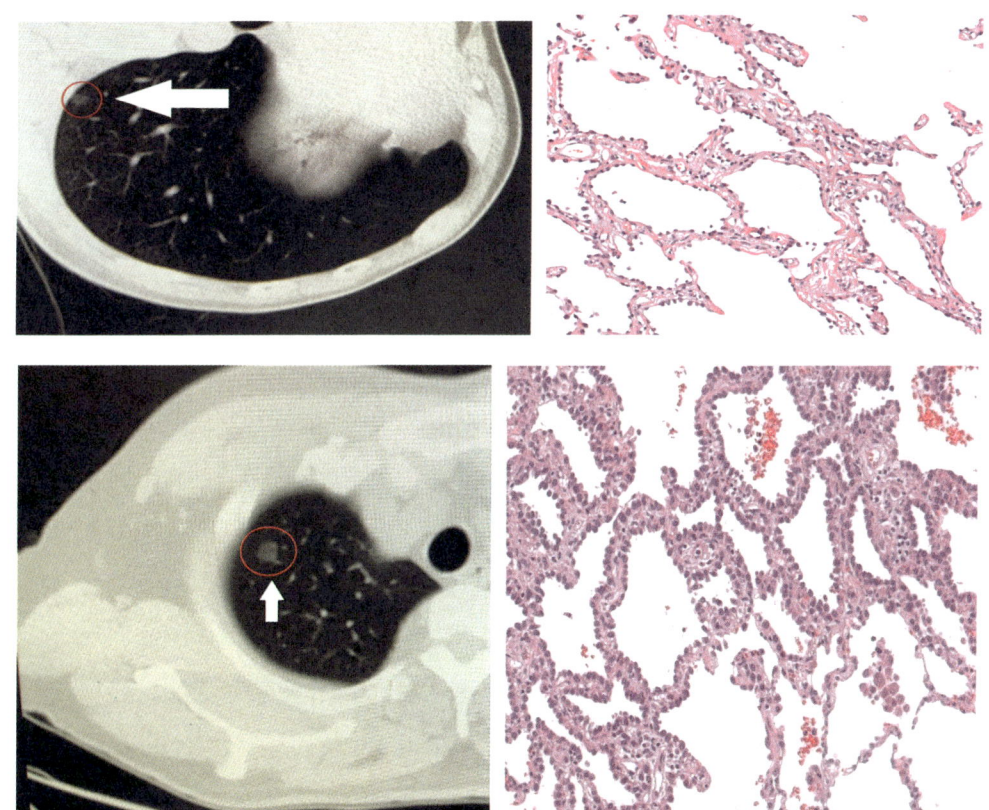

如果其中一部分坏蛋按捺不住出去"为非作歹"祸害平民,这种现象叫做"浸润",此时从病理检查看任何切面的浸润灶都还比较小,因此叫做MIA。MIA 影像学表现为混合 GGN,实性成分代表肿瘤细胞数量多和可疑的间质浸润。MIA 以贴壁型腺癌为主,一般病变范围不大于 3 cm,浸润区域最大直径不大于 5 mm,并且不包含脉管、胸膜浸润及肿瘤性坏死等。之所以要将 AIS 和 MIA 进行分类,与它们预后极好,可在术前通过影像学表现进行预估相关。可见,CT 上表现为纯 GGN 或混合 GGN 时并不一定就是绝对的"坏东西"。最新研究表明,尽管 AIS 和 MIA 带有"癌"的字眼,但手术切除后预后极好,肿瘤几乎无复发和转移的风险。

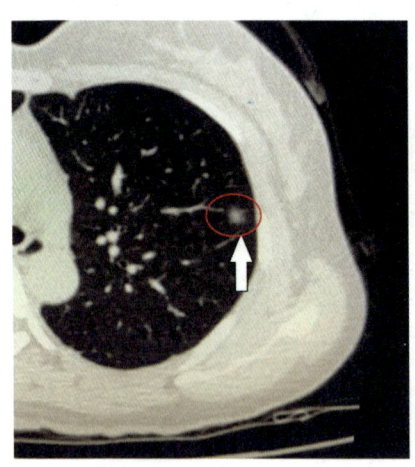
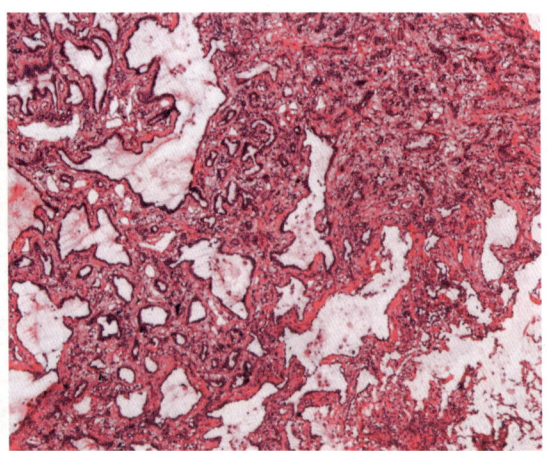

IAC 的影像学表现最常见的是实性结节,少数也表现为混合 GGN,在影像学上可以出现恶性征象,如"毛刺征""胸膜牵拉"等,在显微镜下这个征象对应着癌细胞浸润性生长,可以看到肿瘤向外"爬行",侵袭性强。和 MIA 相比,IAC 中"坏蛋"癌细胞浸润灶直径达 5 mm 以上,恶性度高并具有侵犯血管、淋巴管、神经及胸膜的能力。对于病理医生而言,不是诊断出"肺腺癌"就到此为止了,而是要将肿瘤的形态学特征和比例尽可能标注出来,IAC 分为贴壁型、腺管型、乳头型、微乳头型等,详细具体的诊断更有利于提示患者预后和辅助临床医师制订下一步治疗方案。

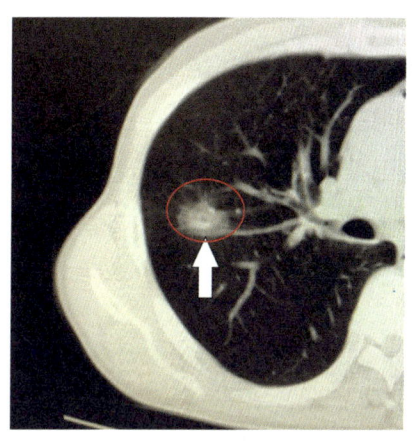
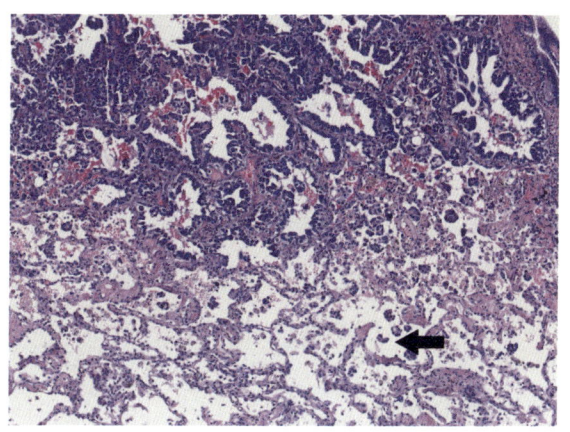

肺部 GGN 术后病理证实除了可能为肿瘤性病变外,还可能是肺部炎症、出血、水肿、纤维化及感染性病变。尤其是纯 GGN,其良性病变的可能性极大,临床检查后发现这种 GGN,一般要经过 3 个月以上的随访,炎性病灶可通过正常的机体免疫力自行消除或缓解,而无需手术治疗。

因此,当发现 GGN 后不要过于焦虑,但要加以重视,影像学随访是首选,手术后的病理检查才能准确判断结节的性质,加强对肺 GGN 的认识可有效地指导随访和治疗,有助于改善患者预后。

第 4 节

病理诊断的好帮手——免疫组织化学和特殊染色

将病变组织取材并用福尔马林进行固定、脱水、包埋、切片等一系列复杂的操作后方可制成白片,苏木精-伊红染色(HE 染色)可以将细胞核染成蓝色,细胞质染成红色,再通过光学显微镜这个好助手协助病理医师对一张张红蓝切片(HE 切片)进行诊断。

在过去,只能通过经验的积累对 HE 形态识别进行诊断,随着科技的进步,人们又发明了一种更高级的染色方法,就是免疫组织化学检查,现在它已经成为现代病理诊断中不可或缺的一部分。为什么这种方法会被广泛使用呢？这和它的工作原理有关。它利用抗原和抗体特异性结合的特点，在抗体上结合荧光或可呈色的化学物质，以检测细胞或组织中是否有目标抗原的存在。只要是能够让抗体结合的物质——也就是具有抗原性的物质，包括蛋白质、核酸、多糖、病原体等都可检测。这种方法不仅可以用来测试抗原的表现量，也可观察抗原所出现的位置。

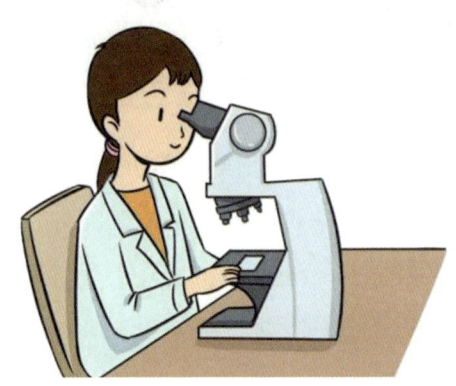
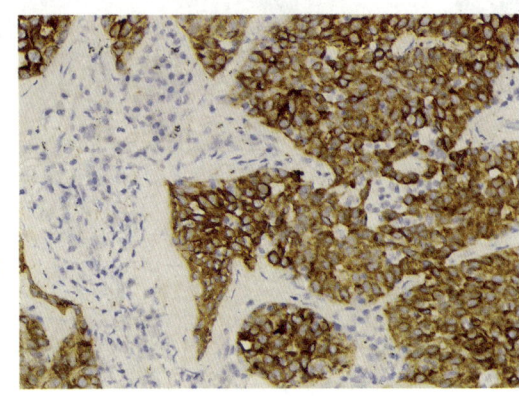

用专业的术语让大家了解免疫组织化学和特殊染色的神奇之处可能比较困难，我们用一个生动的比喻来理解：想象一位导游带领旅行团的成员去人潮拥挤的南京东路逛街，一个小时后旅行团的成员会分布在街道的各个角落，光是凭长相很难辨认；如果导游在最开始集合时给每位旅行团成员发一顶红色的帽子，在茫茫人海中识别自己的成员则容易得多。这就和免疫组织化学和特殊染色方法原理类似，旅行团成员相当于我们要标记的细胞，红色的帽子相当于免疫组织化学染色和特殊染色，病理医师则充当导游的角色。但这只是最理想的情况，如果旅行团成员中途脱下帽子或非旅行团成员也买了同样颜色的帽子，那么对应的免疫组织化学特异性和敏感性也会随之下降。影响免疫组织化学结果的因素多种多样，因此它仅仅可作为病理诊断的辅助手段，而不能作为"金标准"。

基于以上这些优点，免疫组织化学发挥的作用非常多，包括：明确疾病性质和来源；判断肿瘤良恶性；确定转移性恶性肿瘤的原发部位；对某类肿瘤进行病理分型并确定分期；及时准确发现肿瘤微小转移灶。在2021版WHO分类中免疫组织化学还被提及可以应用于免疫监测点的检测，在肺腺癌领域，免疫组织化学作用已不局限于诊断及鉴别诊断，在帮助患者选择合适治疗手段方面也具有重要的应用价值。

第 2 章 西医视角看待磨玻璃结节腺癌之产生根源

磨玻璃结节可能是恶性肿瘤、良性肿瘤、炎症或者肺间质性疾病等的表现,其影像学表现和病理类型密切相关。长期存在的磨玻璃结节可能是肺恶性肿瘤,特别是肺腺癌可能的一种影像学特征。从西医角度出发,磨玻璃结节肺腺癌的发生和发展是一个多步骤的过程,相关内外影响因素造成基因组学和表观遗传学等层面的异常。内在因素主要有遗传易感性和体细胞突变,最常见的包括 EGFR 基因突变和 ALK 基因融合。可能的外在因素有吸烟、慢性炎症、电离辐射、职业暴露和空气污染等。其中,空气污染中 PM2.5 和微塑料污染近年来受到了越来越多的关注。

一、磨玻璃结节肺癌的产生

肺腺癌占肺癌的 40%～55%,在许多国家和地区已经逐渐超过鳞癌,成为最常见的肺癌病理类型。肺腺癌在临床上以周围型多见,常以磨玻璃结节作为其影像学重要特征。磨玻璃结节可能是恶性肿瘤、良性肿瘤、炎症或者肺间质性疾病等的表现,其影像学表现和病理类型密切相关。纯磨玻璃结节的病理多为不典型腺瘤样增生、原位腺癌和微浸润腺癌,而部分混合磨玻璃结节的病理则以微浸润腺癌和浸润性腺癌居多。因此,长期存在的磨玻璃结节可能是肺恶性肿瘤,特别是肺腺癌可能的一种影像学特征。随着薄层CT平扫的普及,越来越多的以磨玻璃结节为影像学特征的肺小结节被筛选发现。

从西医角度出发,我们来探索一下磨玻璃结节肺腺癌的产生根源。西医侧重于分子生物学的角度去分析疾病的起源,而肺癌的分子生物学特征,同人体其他器官恶性肿瘤相同,具有较高的异质性和复杂性。现代西医学通过遗传学、表观遗传学和蛋白组学等多学科层面,对肺癌的发生和发展进行了深入的研究,从而研发先进的肺癌诊断方法、治疗方案和预防措施。

磨玻璃结节肺腺癌的发生和发展,和其他恶性肿瘤一样,是一个多步骤的过程,相关内外影响因素造成基因组学和表观遗传学等层面的异常,特别是癌基因和相关通路的异常激活,以及抑癌基因和相关通路的失活。由癌基因和抑癌基因参与调控的信号通路通常与恶性肿瘤发生、发展的其他通路互相交叉,密切关联;在疾病进展的自然进程和治疗干预下,肿瘤基因的突变又会进一步增加疾病的复杂性。虽然得益于最新的基因测序技术,但如何从大量的候选基因中筛选出关键驱动基因依然是今后肿瘤学研究的挑战,也是今后肿瘤个体化治疗必须解决的难题。

二、肺癌产生的内外因素

总体而言,磨玻璃结节肺腺癌产生的原因包括内在因素与外在因素两大类。

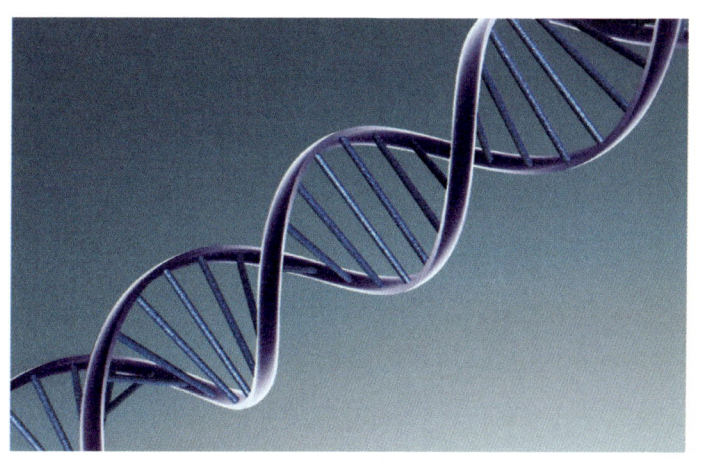

1. 内在因素

(1) 遗传易感性(胚系突变)：胚系突变是基因突变的一种,其主要特征是可以遗传给后代。研究表明,有肺癌家族史的人群对肺癌易感性更高,尤其是早发性肺癌。高危谱系的基因连锁分析发现了可能的肺癌易感性位点：染色体6q23-25。近年来,全基因组关联研究识别了多个和肺癌风险相关的基因多态性,其中3个主要的易感基因位点是15q25、5p15和6p21区域。这些易感基因位点的异常改变与肺癌的发生、发展和分化的具体关系仍有待于进一步研究。

(2) 体细胞突变：体细胞突变是基因突变的一种,主要是后天获得性突变,是恶性肿瘤发病的常见因素之一。体细胞突变的发生通常受外在致病因素的影响。常见的肺癌相关体细胞突变包括：表皮生长因子受体 (epidermal growth factor receptor, EGFR)、鼠类肉瘤病毒癌基因(kirsten rat sarcoma viral oncogene, *KRAS*)、间变性淋巴瘤激酶(anaplastic lymphoma kinase, ALK)、原癌基因酪氨酸蛋白激酶受体(proto-oncogene tyrosine-protein kinase receptor, RET)、肿瘤蛋白p53(tumor protein p53, TP53)和人类表皮生长因子受体2基因(human epidermal growth factor receptor 2, *HER2*)等。

EGFR 基因突变

EGFR 基因突变参与了包括非小细胞肺癌在内的多种肿瘤的发病过程。EGFR 酪氨酸激酶,是表皮生长因子受体家族第1个成员。EGFR 是一种跨膜蛋白,由细胞外的配体结合区域和细胞内的酪氨酸激酶活性区域组成。EGFR 可诱导的信号通路包括 $PI_3K/AKT/mTOR$ 通路, RAS/RAF/MAPK 通路和 JAK/STAT 通路等,可能参与肿瘤细胞的增殖、分化、侵袭、转移和血管新生等多个功能。在美国,约15%的肺腺癌中可以检测发现 *EGFR* 基因突变,不吸烟患者中这一比例更高。相较而言,亚裔人群患者中 *EGFR* 基因突变比例更高。*EGFR* 基因突变通常发生于外显子18-21,其中19外显子缺失和21外显子L858R点突变最为常见,可以引起酪氨酸激

酶结构域活化,属于 EGFR 靶向药物的敏感性突变。针对 EGFR 靶点研发的 EGFR 络氨酸激酶抑制剂是研究最深入、临床运用最广泛的靶向药物。对于 EGFR 靶向治疗耐药的主要机制是继发突变,即外显子 20 的 T790M 突变,从而干扰 EGFR 和酪氨酸激酶抑制剂的结合。

ALK 基因融合

ALK 基因位于 2 号染色体的短臂上(2p23),是胰岛素受体超家族的重要一员,存在 10 余种基因融合方式。目前研究发现,EML4-ALK 基因融合为肺癌中的主要形式,占 4%～7%。当 EML4 基因和 ALK 基因的激酶域发生融合后,可以上调融合蛋白的表达,使下游 PI$_3$K/AKT 和 MAPK 等信号通路激活,引起细胞的异常增殖。EML4-ALK 基因融合常见于不吸烟的肺腺癌年轻女性患者群体中,且 ALK 基因融合通常和 EGFR 基因突变互斥。

KRAS 基因突变

KRAS 基因是 RAS 基因家族中人类肿瘤相关的三种原癌基因之一,编码 G 蛋白,在调节细胞增殖、分化和生长的信号通路中发挥了关键作用。KRAS 在多种实体肿瘤中均会发生基因突变。在非小细胞肺癌中,KRAS 基因主要以 G12C 点突变为主。在肺腺癌中,KRAS 基因突变是最常见的基因突变之一,发生率为 25%～40%。其基因突变比例和种族、性别密切相关,通常见于吸烟患者。

HER2 基因突变

HER2 是 ERBB 受体家族成员之一,编码膜结合糖蛋白酪氨酸激酶,和 EGFR 区域相关。HER2 活化后可激活一系列的信号转导通路,包括 PI$_3$K、MAPK 和 JAK/STAT 通路。在肺癌中,HER2 基因过表达患者约占 2%,基因突变占 1.6%～4.0%。HER2 基因异常通常和女性、不吸烟等基本特征相关。

BRAF 基因突变

BRAF 基因编码丝氨酸/苏氨酸蛋白激酶,是 KRAS 下游的效应蛋白,参与调控 MAPK 信号通路,而活化的 BRAF 也可以激活 ERK1 和 ERK2,上述信号通路均和细胞增殖和生长密切相关。BRAF 基因突变在非小细胞肺癌中的突变率约为 3%。而肺腺癌中,外显子 15 的 V600E 突变所占比例最高,并且常发生在不吸烟女性患者中。

ROS1 基因融合

ROS1 基因位于人类 6q22 染色体上,是胰岛素受体家族的一员,负责调控细胞的生长和增殖。若 CD74 和 SLC34A2 等基因与 ROS1 基因发生融合改变后,会激活 ROS1 基因调控的 $PI_3K/AKT/mTOR$、JAK/STAT 等下游信号通路,促进肿瘤细胞生长。调查发现,ROS1 基因融合在年轻、非吸烟者和亚裔人群中更为常见。研究表明,肺腺癌中 ROS1 基因融合的发生率在 1%~2%。

RET 基因融合

RET 基因位于 10 号染色体 q11.2,编码受体酪氨酸激酶。研究表明肺腺癌中 RET 融合的发生率为 1%~2%。RET 基因重排发生率低,多出现在非吸烟肺腺癌患者中,且通常与 EGFR 等常见驱动基因突变互斥。

TP53 基因突变

TP53 位于 17 号染色体 p13,编码一种核磷酸化蛋白,可以识别和结合 DNA 损伤区域并作为转录因子调控不同基因的表达。外界致癌因素或损伤的 DNA 可以诱导 TP53 基因突变,从而导致细胞周期阻滞,影响 DNA 修复或凋亡的正常分子生物学功能。TP53 失活出现在约 90% 的小细胞肺癌和 65% 的非小细胞肺癌中。在非小细胞肺癌中,TP53 基因突变和吸烟史或烟草环境暴露显著相关。

2. 外在因素

(1) 吸烟:吸烟是各种病理类型肺癌的主要危险因素之一。20 世纪 50 年代起,人们开展了针对吸烟致癌的相关流行病学研究;从 20 世纪 60 年代中期,权威医疗机构达成吸烟致癌的共识。研究表明,吸烟和肺癌的发生呈一定的剂量-效应关系。长期吸烟人群患病风险是不吸烟人群的 20~50

倍。在吸烟人群中,烟龄长是肺癌发生的重要高危因素。因此,戒烟可以降低肺癌发生的危险性。除了香烟,雪茄、水烟和其他各国地域性特色烟草类制品,均具有相似的致癌危害。流行病学研究发现,在不吸烟人群中,二手烟暴露和肺癌发生之间存在因果关系。近年来,低焦油量烟普及,相比于以往高焦油量烟,它引起的肺癌发病部位(从气管支气管至肺外周)和病理类型(从鳞癌至腺癌)有所改变。相关具体肺癌发病风险和预后,仍有待进一步研究。

(2) 感染或其他疾病所致的慢性炎症:许多研究均已表明,有慢性阻塞性肺疾病的患者发生肺癌的危险性更高。一项纳入不吸烟哮喘患者研究的荟萃分析显示,此类患者发生肺癌的相对风险是非患者的 1.8 倍。相类似的,有肺结核的患者出现肺癌的危险性升高。来自我国上海的一项研究表明,有肺结核病史的患者肺癌发生相对风险为无肺结核病史人群的 1.5 倍,而在肺结核确诊 20 年后这一数值为 2.0。然而,目前并不明确究竟是肺实质的长期慢性炎症状态还是分枝杆菌感染导致了肺癌风险的增加。

(3) 电离辐射:电离辐射的暴露增加了肺癌发生的可能。相关研究报道涉及战争中原子弹爆炸的幸存者,以及接受放疗的患者。目前,可能导致肺癌的氡以及其衰变产物被认为主要来源于住宅房屋,而不是职业暴露。其剂量-效应关系并无明显阈值。美国环境保护署估测室内环境中氡的暴露是美国肺癌产生的第二大原因。

(4) 职业暴露:职业暴露在肺癌病因中扮演了重要的角色。在许多工业岗位上,肺癌发生的危险性显著上升。研究调查发现,不同种类的石棉(包括蛇纹石类和角闪石类石棉等)对人体的肺部均是致癌物质。在一些资源匮乏的国家和地区,石棉的职业暴露依然广泛存在。在铬酸盐生产、铬酸盐颜料制造、铬板和铬铁制作工艺中,铬(6 价)化合物的接触增加了肺癌发生的风险,但是单独接触铬(3 价)化合物没有发现相关致癌风险。同样,据报道在镍矿、电解车间、镉电池相关制造业和铜镉合金制造业等重金属相关产业中,存在不同程度的肺癌发生率升高。除此以外,目前认为职业暴露中其他主要的人肺致癌物包括二氧化硅、氡、多环芳烃和柴油燃烧物。

(5) 空气污染：在许多亚洲国家和地区，室内空气污染被认为是不吸烟女性肺癌发病的主要原因之一。室内空气污染包括室内通风条件不良、木柴等固体燃料的燃烧和使用未精炼植物油烹调所致的烟雾。对于室外空气污染，国际癌症研究机构（International Agency for Research on Cancer，IARC）明确归类其为人肺致癌物。近年来，空气中的的微小颗粒物，即 PM，越来越受到人们的关注。PM 其大小通常以微米为单位，主要包括 PM10、PM5、PM2.5 和 PM0.1。PM2.5 指的是空气中直径≤2.5 μm 的颗粒物，约为人体头发丝的 1/20 粗细，也称细颗粒物、可吸入细颗粒物。PM2.5 来源广泛，在大气中滞留时间长，传输距离远，可进入肺部深处，与多种疾病相关。PM2.5 长期漂浮在空气中，不仅易附着空气中的有毒有害物质，还会随着空气流动不断扩散，广泛存在于室外和室外的污染环境中。2013 年，在权威杂志《柳叶刀肿瘤》上，瑞典卡罗林斯卡医学院的研究人员发现，富含 PM2.5 的空气会增加肺癌的发病风险，尤其是肺腺癌的发病风险；每立方米空气中，PM2.5 增加 5 μg，肺癌的发病率增加 18%。在顶级期刊《自然》，英国科学家揭开了 PM2.5 驱动非吸烟人群肺癌的发生机制。该研究首次发现 PM2.5 并非直接诱发肺组织癌变，而是制造一个炎症环境，让原本就携带致癌基因突变的正常肺细胞发生恶变。此外，微塑料污染也已成为严重的全球环境威胁，空气中微塑料的丰度比其他

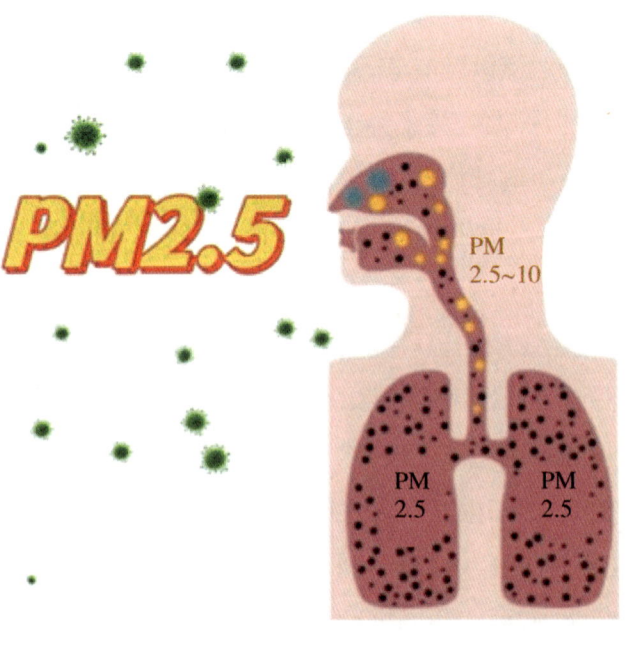

介质更高。最新研究证实了微塑料在人体肺组织中存在,并且与正常肺组织相比,磨玻璃结节肺腺癌中微塑料的检出率更高,提示微塑料可能和磨玻璃结节肺腺癌的发生、发展有关。

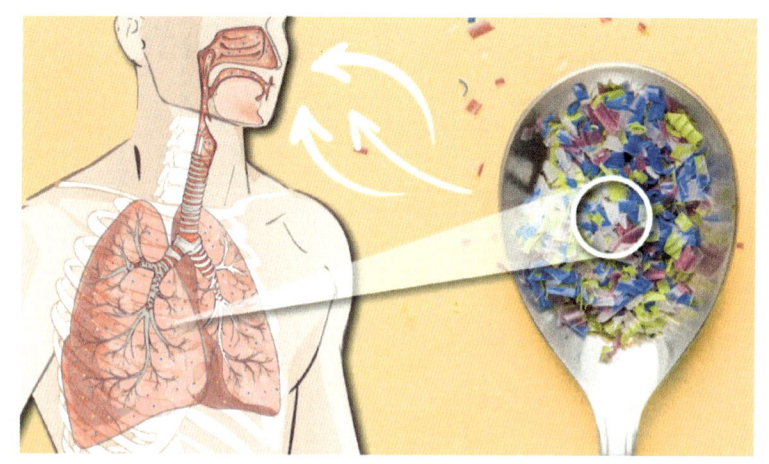

(6) 其他因素:在正常肺组织和肺癌细胞系中均表达雌激素和孕激素受体,而雌激素对肺癌细胞系有促进增殖的作用。然而,在真实世界统计中,目前没有针对雌激素和孕激素受体增加肺癌发病率的一致性结论。有研究表明,体重质量指数(BMI)和肺癌发病率呈显著负相关,但是可能受到吸烟相关混杂因素的干扰。同样,饮酒和肺癌的相关性同样受到吸烟相关因素的干扰。因为在部分人群中,往往同时具有吸烟和饮酒的不良习惯。在校正吸烟相关因素后,大量饮酒和肺癌发病的相关性得到了研究的证实。

第3章 中医视角看待磨玻璃结节腺癌之正邪相争

中医药学是我国各族人民在长期生产、生活和同疾病做斗争中逐步形成并不断丰富发展的医学科学,是我国具有独特理论和技术方法的体系。近年来,中医药对肺结节的认识及临床诊治取得了一定的发展,但相关的临床研究仍然较少见,对于肺部磨玻璃结节这一临床热点问题,目前仍未有统一的中医药诊疗指南或专家共识。我们基于以往的临床工作实践、相关文献以及名老中医的学术经验,总结中医对肺部磨玻璃结节的认识及诊治,并从正虚邪实角度探讨肺部磨玻璃结节与肺腺癌的发生,以及早期肺腺癌的中医药治疗。

一、中医对肺部磨玻璃结节的认识

(一) 肺部磨玻璃结节的中医病名

传统中医学以整体观念和辨证论治为特点,认为疾病"有诸内,必形诸外",即人的身体内有了疾病,一定会在外显现出来。临证时采用望、闻、问、切四诊方法进行辨证论治,但受限于古时的医疗条件,无法观察到肺内的结块,因此医籍中并无"结节"病名的记载。根据现代医学肺磨玻璃结节的影像学特征,可将其归属为中医"肺积""积聚""积证""痰核""肺疽"等范畴。此外,有医家从患者就诊时的临床表现观察,提出将肺磨玻璃结节归为中医

"咳嗽""喘证""虚劳"等范畴。

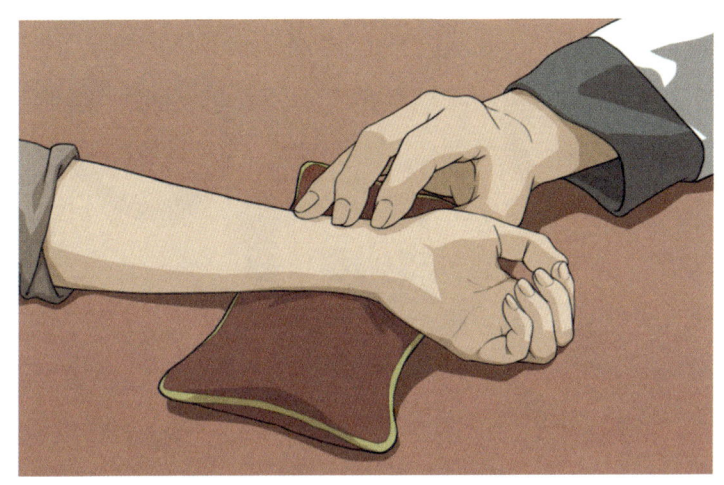

(二)肺部磨玻璃结节的中医病因

肺位于胸腔之内,膈膜之上,左右各一,上连气道,并通过口鼻与外界直接相通。肺在五脏中位置最高,居于诸脏之上,故有"华盖"之称,为相傅之官。肺的主要生理功能在于肺主气,司呼吸,朝百脉,通调水道,即肺主呼吸之气和一身之气,调节气机,主宣发肃降。肺喜润恶燥,以降为顺,在五行中属金,与自然界秋气相互通应,为阳中之阴。

从中医视角看,疾病的病因往往为外感六淫侵扰、七情内伤、劳逸失衡、饮食失宜和先天禀赋不足。肺气通于天,经口鼻与外界直接相通,风、寒、暑、湿、燥、火六淫及烟雾、燃料、雾霾等外邪入侵机体,肺脏首当其冲,伤及肺卫,即肺的防御功能下降。肺卫不固,肺气亏虚,则诱发肺病。内伤七情,即怒、喜、忧、思、悲、恐、惊七种情志变化,情志不畅,导致气机郁结,气滞日久则出现血瘀、痰凝等症状。劳倦过度,或安逸日久,易耗伤正气,正气不足则百病由此而生。饮食不当,嗜食肥甘厚腻,或辛辣刺激,或生冷海鲜,容易损伤脾胃,脾胃运化功能失调则痰湿内生,气血津液紊乱。先天禀赋,正如《黄帝内经》所言:"人之生也,有刚有柔,有弱有强,有短有长,有阴有阳。"先天禀赋不足,即先天体质虚弱,正气不足,容易生病。

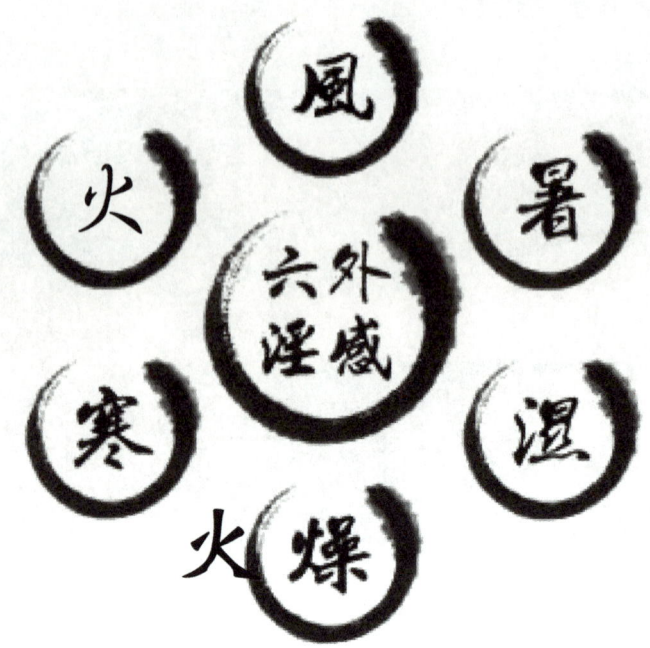

因此,肺部磨玻璃结节的病因可认为是先天禀赋不足,或后天因情志、饮食、劳逸失养,致正气不足、肺气亏虚,也可因外感六淫或环境因素等外邪侵袭犯肺,致肺气损耗,经过一系列病理改变,在肺部形成有形之磨玻璃结节而发病。

(三) 肺部磨玻璃结节的中医病机

肺部磨玻璃结节的病因病机在于本虚标实,正气不足、肺气亏虚为本虚,在其基础上产生的气滞、痰浊、血瘀,甚至癌毒为标实,多种病理产物积聚于肺部而成有形之磨玻璃结节,其发病部位为肺,病灶局限,责之肺、脾、肝、肾四脏,与气血津液失调密切相关,病程较长,具有隐匿性。

1. 正气不足,肺气亏虚

正气能够维持人体正常的生理功能,抵御外邪入侵。《素问》有言,"正气存内,邪不可干""邪之所凑,其气必虚"。人体之气的生成与功能发挥和脏腑密切相关,尤以肺、脾、肾三脏为主,肾为生气之根,脾为生气之源,肺为生气之主。肾为先天之本,脾胃为后天之本,脾肾充足,气血得以化生,形体得以滋养,则身强体健,正气充足。若脾肾气虚,则正气衰减,无力御邪,滋生疾病。《诸病源候论》曰:"积聚者,由阴阳不和,腑脏虚弱,受于风邪,搏于腑脏之气所为也。"《灵枢经》言:"壮人无积,虚则有之。"明代张景岳《景岳全书》言:"脾肾不足及虚弱失调之人,多有积聚之病。"清代沈金鳌在《杂病源流犀烛》中言:"邪积胸中,阻塞气道,气不得通,为痰,为食,为血,皆邪正相搏。邪既胜,正不得制之,遂结成形而有块。"

可见,脏腑虚弱,正气亏损,是肺部磨玻璃结节发病的重要病机,同时也是发病的内在基础。

2. 气滞、痰浊、血瘀,邪实为标

肺气亏耗日久,肺之气机升降不利,宣发肃降不畅,易致气滞胸中。同时,情志活动是机体的精神意识对外界事物的反应。七情,即怒、喜、忧、思、悲、恐、惊七种情志,若情志刺激过于持久或强烈,超过机体正常的调节范围,会导致情志内伤,脏腑气血功能紊乱,影响疾病的发生、发展及预后,其中尤以肝气郁结最为多见。肝主升,主动,主疏泄,调节全身气机,调畅脏腑经络之气,具有调畅情志的功能;而内伤情志,长期抑郁或焦虑刺激,会影响肝脏的疏泄功能,肝气郁结,影响全身气机,造成气滞。

肺气亏虚,或气滞日久,肺之气机不利,肺气失于输布,津液代谢输布异常,肺气不能布散津液,气不流津,津液停滞,湿浊内停于肺,日久不除,聚湿生痰,痰浊内停,而脾失健运,亦可加重痰浊形成。中医学中的痰浊是一种病理产物,痰浊稠厚而黏滞,流动性小,易凝聚,如痰浊不化,窜于肺络,可成痰浊、顽痰,甚至痰核凝聚,日久化为停滞于肺的磨玻璃结节。此痰浊为胶固深居之顽痰、宿痰,不同于咯出之有形痰,清代喻嘉言形容:"痰得以居之,痰入即久则阻碍气道,而气之奔入者复结一囊如蜂子之营穴,日增一日,故治之甚难。"

肺朝百脉而主治节,即全身的血脉汇聚于肺,肺通过呼吸宣降节律运动以促进全身血液循环。气为血之帅,气行则血行,肺络中血液的运行需要肺气的推动。当肺气不足,肺失宣降,推动无力,则血行不畅,形成瘀血,停滞肺络。同时，气滞、痰浊，均可加速导致血液运行不畅，久留为瘀，瘀阻肺络，导致磨玻璃结节的形成。

事实上，气滞、痰浊、血瘀这些病理因素经过疾病的发生、发展，常常相互凝滞，日久形成气滞痰瘀互结。瘀血阻滞于肺，影响肺中气机宣降和津液输布，加重气滞湿阻，痰浊内生，日久形成痰瘀胶结凝滞。痰浊、血瘀等病理产物又进一步痹阻肺络，肺络不通，反过来影响肺气的宣发肃降，两者互为因果，形成恶性循环，使病情不断进展。元代朱丹溪认为，"自郁成积，自积成血，痰挟瘀血，遂成窠囊"，明代孙一奎认为，"若血浊气滞，则凝聚为痰，痰乃津液之变，遍身上下，无处不到"，清代唐容川言："血瘀既久，亦能化为痰水。"这些均说明气滞、痰浊、血瘀可相互影响，互结互生，进一步化生有形之病理产物。故气滞痰瘀互结痹阻凝滞肺络，久病会使得一部分肺部磨玻璃结节日益增大和密度增高。

二、肺部磨玻璃结节的中医药治疗与养护

（一）治未病理论指导下的防治结合

中医治未病的学术思想源于《黄帝内经》中"上工治未病，不治已病，此之谓也"。即采取相应的措施，防止疾病的发生发展，主要思想包括未病先防和已病防变。

未病先防重在防止疾病的发生，去除疾病发生的诱因，中医强调重在法自然之道，调理精神情志，保持阴平阳秘这三方面。对于肺部磨玻璃结节，未病先防旨在针对其发病诱因进行日常生活方式的干预调整。通常来说，高危人群应注意不仅要避免六淫邪气，注意防寒、防暑，还要避免接触香烟、污染空气、生物燃料等有害因素。在情志方面，注意保持心情舒畅，减压减负，切勿长期处于抑郁或焦虑状态，方可气机升降协调，全身气血调畅，保持脏腑功能正常。在饮食方面，注意荤素搭配，营养均衡，适当偏清淡饮食，减少辛辣刺激食物摄入，适当减少海鲜、公鸡、猪头肉、羊肉等发物的摄入，尽量戒酒尤其是白酒，顾护脾胃，促进运化功能，气血津液得以正常生成输布。

在生活起居方面,注意按时起居,睡眠充足,适当活动锻炼,防止过劳或过逸,休作有时,气血才能充足。

已病防变是对于已经发生的疾病,要及时治疗,要能够预测到疾病可能的发展方向,以防止疾病的进一步进展恶化。对于肺部磨玻璃结节,已病防变重在及时治疗,或手术治疗,或消融治疗,或化疗放疗,或中医药辨证治疗,或中医肺康复治疗,应根据患者实际情况酌情施治,旨在防止磨玻璃结节的增大和密度增高,以及防止化生癌毒。

(二) 扶正祛邪,调理气血,辨证论治

肺部磨玻璃结节的病机总属本虚标实,以正气不足、肺气亏虚为本,气滞、痰浊、血瘀为标,治疗上应以补益肺气、行气化痰祛瘀为主,从肺、脾、肝、肾多脏论治,调理气血津液,辨证论治,达到消肿散结、祛除病理产物的目的。

对于肺部磨玻璃结节的治疗,现代医家有自己的观点。姜良铎教授强调"从通从毒论治",治疗上应注重调畅胸中气机,疏解肝气,重视扶正补虚,并加强利湿化痰祛浊,活血散瘀。曹洪欣教授注重宏观与微观辨证结合,主张标本兼顾,防治并举,常用北沙参、麦冬、黄芪、黄精等养阴益肺以顾本,选用浙贝母、桃仁、半枝莲、山慈菇等药化痰祛瘀、解毒散结以治标,用前胡、白芥子等以增强化痰散结之力,茯苓、炒白术等健脾祛湿以断生痰之源。范伏元教授根据肺部磨玻璃结节的病因病机,提出分期论治磨玻璃结节,认为早期应燥湿化痰、理气散结,中期应疏肝解郁、化痰祛瘀,晚期应逐瘀祛痰、攻毒散结,临床可分别运用二陈汤、柴胡疏肝散合桃红四物汤、补肺解毒汤治疗。刘小虹教授总结本病可分痰浊阻肺、痰热壅肺、痰瘀阻肺、肺脾气虚、气阴两虚五证,临证时可酌情选用五指毛桃、太子参、白术益气扶正,瓜蒌皮、瓜蒌子、郁金、合欢花理气宽胸,全蝎、蜈蚣、僵蚕、蜂房通络止痛、化痰、攻毒散结,山海螺、鳖甲、甲片软坚散结。徐力教授提出治疗肺结节的三药,即芙蓉叶消除炎性,阻止炎癌转化;卷柏化痰行瘀,活血通经,逆转癌前病变;藤梨根抗癌解毒消肿,防止病变进展。

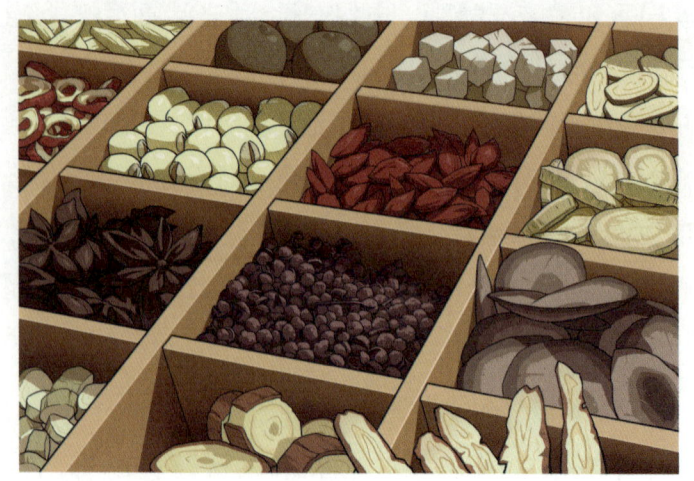

根据长期的临床实践,结合文献报道及上海市名中医吴银根教授等海派肺系疾病领域名老中医的学术经验,总结肺部磨玻璃结节临床上可分为肺气亏虚、痰浊阻肺、痰热蕴肺、痰瘀互结、肝郁脾虚五个典型证候,并给出相应的理法方药。

1. 肺气亏虚证

症见咳嗽无力,无痰或少痰、痰液清稀,气短声低,神疲乏力,自汗或盗汗,舌红或有齿痕,脉细弱。

治拟补益肺气,辅以散结。

方用补肺汤加减,包括党参、黄芪、五味子、熟地黄、紫菀、桑白皮等。方中的党参、黄芪益气补肺,五味子收敛肺气,紫菀、桑白皮消痰止咳、降气平喘,熟地黄滋肾填精,配伍起来具有补肺益气、止咳平喘的功效,但脾虚、食欲不振、胸闷、大便溏泄的患者要谨慎使用。临证时可配伍三棱、莪术、蒲公英、夏枯草、皂角刺等散结消肿。

2. 痰浊阻肺证

症见胸部满闷,咳嗽痰多,色白黏腻或有泡沫,脘痞纳少,倦怠乏力,舌淡,苔白腻,脉细滑。

治拟燥湿化痰,理气清肺。

方用温胆汤加减,包括制半夏、陈皮、姜竹茹、茯苓、枳实、生姜、甘草等。方中的制半夏为君药,燥湿化痰和胃;臣以姜竹茹清热化痰,陈皮理气行滞、燥湿化痰,枳实降气导滞、消痰除痞;佐以茯苓,健脾渗湿,以杜生痰之源;煎加生姜、大枣调和脾胃,且生姜兼制半夏毒性;以甘草为使,调和诸药。

3. 痰热蕴肺证

症见咳逆,痰黄或白,黏稠难咳,或咯血痰,或喘息气促,或喉中痰鸣,烦躁胸满,口干欲饮,舌红苔黄或黄腻,脉数或滑数。

治拟清化肺热,化痰散结。

方用清金化痰汤加减,包括黄芩、栀子、知母、桑白皮、瓜蒌仁、贝母、麦冬、橘红、茯苓、桔梗、甘草等。方中的橘红理气化痰,气顺则痰降;茯苓健脾利湿,湿去则痰消;瓜蒌仁、贝母、桔梗清热涤痰,宽胸开结;麦冬、知母养阴清热,润肺止咳;黄芩、栀子、桑白皮清泻肺火,甘草补脾胃而和中。全方共奏化痰止咳、清热润肺之功。

4. 痰瘀互结证

症见咳嗽痰多,咳吐不爽,胸闷气憋,胸痛如针刺有定处,舌暗红或有瘀点瘀斑,苔腻,脉涩或弦滑。

治拟行气化痰,祛瘀散结。

方用血府逐瘀汤合二陈汤加减,包括桃仁、红花、生地黄、当归、赤芍、川芎、柴胡、枳壳、牛膝、桔梗、制半夏、陈皮、甘草等。方中的桃仁、红花、生地黄、当归、赤芍、川芎六味药活血化瘀而养血,柴胡、枳壳、甘草行气和血而舒肝,桔梗开肺气、载药上行,枳壳升降上焦之气而宽胸,牛膝通利血脉、引血下行;制半夏、陈皮燥湿化痰、理气和中。诸药配合,可达气行血活、瘀化痰消之功效。

5. 肝郁脾虚证

症见胸膈满闷,两胁作痛,忧思焦虑,急躁易怒,脘腹胀满,食少纳呆,舌淡,舌体稍胖或有齿痕,脉弦。

治拟疏肝理气,健脾化湿。

方用逍遥散加减,包括柴胡、当归、白芍、白术、茯苓、薄荷、生姜、甘草等。方中的柴胡为君药,疏肝解郁,使肝气得以条达;当归养血和血,白芍养血敛阴、柔肝缓急,当归、白芍与柴胡同用,补肝体而和肝用,使血和则肝和,血充则肝柔,共为臣药;白术、茯苓、甘草健脾益气,薄荷疏散郁遏之气,生姜温运和中。全方配伍使肝郁得解,血虚得养,脾弱得补。

三、中医肺康复治疗

中医肺康复治疗,是肺系疾病中医药治疗的重要组成部分,临床运用广泛,对于肺部磨玻璃结节有肺系症状如咳嗽、咳痰、气喘、胸痛、乏力等的患者,或有慢性呼吸系统基础疾病如慢性阻塞性肺疾病(chronic obstructive pulmonary disease, COPD)、哮喘、支气管扩张、慢性咳嗽、慢性支气管炎等的患者,临床疗效较好。常用的疗法有穴位敷贴、穴位注射、督灸、针刺镇痛等。

1. 穴位敷贴

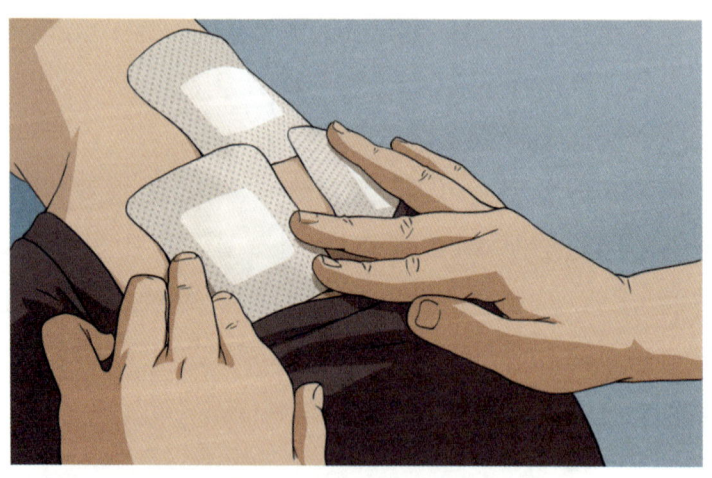

药物:透皮咳喘散。

成分:熟附子、淫羊藿、巴戟天、白芥子、甘遂、细辛等。

加工:研为细末过120目筛,姜汁调制成稠糊状,做成直径2 cm的锥状药饼。

取穴：肺系疾病，选用天突穴、大椎穴、肺俞穴，可以稳定气道功能，降低气道高反应性，调节免疫，配合红外线治疗促进药物吸收。

疗程：每周2～3次，连续3个月为1个疗程。

方法：将药饼用远红外治疗贴分别固定于穴位，一般2～4 h，直至局部皮肤发红后取下。

适应人群：长期出现咳嗽、咳痰、气喘，或基础疾病如慢性支气管炎、慢性阻塞性肺疾病、哮喘、间质性肺病、咳嗽变异性哮喘等患者。

禁忌人群：急性发作期患者，感冒期间及发热患者，对贴敷药物极度敏感、特殊体质及接触性皮炎等皮肤病患者，贴敷穴位局部皮肤有破溃者，妊娠期妇女，幼儿，支气管扩张伴咯血、肺结核，糖尿病、高血压等病情不稳定者。

2. 穴位注射

药物：喘可治注射液。

成分：淫羊藿、巴戟天。

取穴：肺系疾病，选用足三里穴、丰隆穴、三阴交穴，具有平喘纳气、温补肾阳之功效。

疗程：急症患者每日1～3次，慢性病患者一般每日1次或隔日1次，6～10次为1个疗程；反应强烈者，可隔2～3日注射1次；穴位可以交替使用，2个疗程间可以休息3～5日。

适应人群：长期出现气喘，或基础疾病如慢性支气管炎、慢性阻塞性肺疾病、哮喘、间质性肺病、咳嗽变异性哮喘等患者。

禁忌人群：急性发作期患者，感冒期间及发热患者，注射穴位局部皮肤有破溃者，妊娠期女性、幼儿，支气管扩张伴咯血、肺结核，高血压等病情不稳定者。

3. 督脉灸

成分：医用胶布、吐鲁番沙、自主发热料包(硅藻土、烧成硅藻土、普通焦炭、食用盐、普通自来水、还原铁粉为原料)。

取穴：督脉的大椎穴、肺俞穴、腰俞穴，用于疏通经络，活血化瘀，扶助正气。

疗程：每日1贴，10次为1个疗程。

方法：将督脉灸贴固定于穴位，一般3小时或至局部皮肤发红取下。

适应人群：长期出现胸闷、腰酸、乏力，或基础疾病如慢性阻塞性肺疾病、哮喘等患者。

禁忌人群：糖尿病、高血压，贴敷穴位局部皮肤有破溃者，妊娠期女性、幼儿。

4. 针刺镇痛

取穴：夹脊穴、阿是穴，可配合电针，以舒经活络，化瘀止痛。

疗程：一般每日或隔日1次，6～10次为1个疗程。

适应人群：长期出现胸痛或腰背痛等患者。

禁忌人群：过度饥饿、疲劳、醉酒及精神过度紧张者，妊娠期女性，月经期女性，有出血倾向以及患有严重过敏性、感染性皮肤病，皮肤有溃疡、瘢痕或肿瘤者。

四、从正虚邪实角度探讨肺部磨玻璃结节与肺腺癌的发生

在肺部磨玻璃结节的发生、发展过程中，正气不足、肺气亏虚为发病的基础，在此基础上产生气滞、痰浊、血瘀等病理产物，久而久之，气滞痰瘀互结，痹阻凝滞肺络，一部分磨玻璃结节逐渐增大增厚，快速进展形成癌瘤，即早期的肺腺癌。癌毒停留肺部，耗损气血津液，正气不足，邪气日盛，更会加重化毒化癌，形成恶性循环，久之甚至可发生癌瘤肺内转移或癌瘤肺内新发。

由此可见，肺部磨玻璃结节发展为早期肺腺癌的过程是典型的正邪相争、正虚邪实的过程，正邪相争贯穿始终。正邪相争其实是疾病进程中，机体正气抗病能力与致病邪气之间相互斗争，阴阳失衡，使脏腑、经络、气血的功能失常，所导致的邪正盛衰变化。当正虚邪实，就会产生全身或局部的病理改变。邪正盛衰是中医学的基本病机之一，早在《黄帝内经》中即提出"正

邪相争、阴阳动变"的思想,明确了阴阳为"天地之道""万物之纲纪"。

肺腺癌属于肺癌的一种病理类型,古代并无"肺癌"或"肺腺癌"的病名记载,现代医家看来可将其归属为中医"肺积""积聚""积证""息贲"等范畴,与肺部磨玻璃结节的中医病名归属相似。国医大师刘嘉湘教授认为,肺癌的发生,主要是由于正气虚损,阴阳失调,六淫之邪乘虚入肺,导致肺脏功能失调,肺气膹郁,宣降失司,气机不利,血行受阻,津液失于输布,津聚为痰,痰凝气滞,瘀血阻络,于是痰气瘀毒胶结,日久形成肺癌。国医大师晁恩祥教授认为,肺癌的发生在于正虚邪实,即正气不足,阴阳失调,肺、脾、肾亏虚,内生痰、瘀、热毒等病理产物,聚于肺脏,发而为病。中医名家朴炳奎教授认为,肺癌的发生是因为正气内虚,毒伤肺络,痰瘀内蕴,痰瘀互结,久病入络,络息成积,发为肺癌。

肺部磨玻璃结节与肺腺癌的发生,在病因病机上具有一致性,具有同样的致病路径,在肺部磨玻璃结节发展为早期肺腺癌的病程中,临床上应紧紧把握住"正邪相争、正虚邪实""正虚、气滞、痰浊、血瘀"这些主要病理因素与证候要素,辨证施治,对症下药。

此外,在正虚邪实的基础上产生癌毒,也是肺部磨玻璃结节发展为早期肺腺癌的关键。"癌毒"最早由国医大师周仲瑛教授提出,近年来已广泛应用于恶性肿瘤的中医证治体系中,在肿瘤的中医药防治领

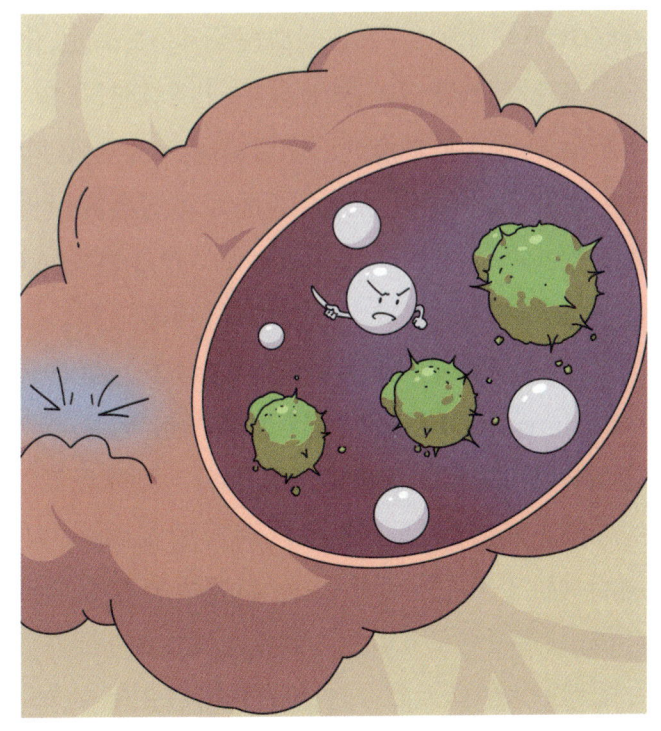

域影响深远。癌毒病机理论认为，癌毒是在脏腑功能失调，气血郁滞的基础上，受内外多种因素诱导而生成，是导致恶性肿瘤的一种特异性致病因子，也是恶性肿瘤发生和发展的病机关键。癌毒是恶性肿瘤异于一般疾病和良性肿瘤的特殊病机，既是致病因素，也是病理产物，既可导致肿瘤的发生，也可加速肿瘤的发展。癌毒常在多种病理因素的基础上产生，并可与多种病理因素杂合，即毒必附邪，毒因邪而异性，邪因毒而鸱张，以痰瘀为依附而成形，耗精血自养而增生，随体质、病邪、病位而从化，表现病症多端，终至邪毒损正，因病致虚，癌毒与痰瘀互为搏结而凝聚，在至虚之处留着而滋生，与相关脏腑亲和而增长、复发或转移。

五、早期肺腺癌的中医药治疗

中医药对于肺癌的治疗具有特色和优势，近年来中医药学界对肺癌的认识不断深入，对肺癌的治疗模式及全程管理日趋成熟，具有多成分、多途径、多靶点、多机制的作用特征与优势。当前中医药已广泛参与肺癌的临床治疗中，既可单独应用，也可以配合手术、消融、化疗、放疗、靶向治疗、免疫治疗等，做到减毒增效、扶正祛邪，达到延长生存期、改善生活质量、预防复发转移、改善免疫功能的治疗目标，临床疗效得到肯定。

在肺癌的辨证分型上，国医大师刘嘉湘教授根据临证经验将肺癌分为四型：阴虚内热证、气阴两虚证、脾虚痰湿证（肺脾气虚证）、阴阳两虚证。临床流行病学调查分析发现，肺癌证型以肺阴虚证、肺气虚证、瘀阻肺络证、脾气虚证、肺阴虚火旺证为主。而非小细胞肺癌（non-small cell lung cancer，NSCLC）术后证型以虚证为主，包括肺脾气虚证、气阴两虚证，随着病程延长，脾肾两虚证增多。目前尚无早期肺腺癌中医辨证分型的临床指南或共识，在临床辨别早期肺腺癌的证候分类上，除了参照肺癌的辨证分型，还应结合患者的实际情况，如是否手术等，酌情合理分析。

在治则治法方面，尽管辨证标准尚未统一，但早期肺腺癌的病机和证候不外乎正气虚损和邪毒内积两个方面,治疗时应扶正祛邪、标本兼治。对未经西医治疗,经病理检查证实的早期肺腺癌患者,辨证论治可参考前文关于肺部磨玻璃结节的治疗,在此基础上酌情添加3～5味具有明确抗癌作用的中药。

临床上,早期肺腺癌的患者往往多经过手术或化疗或放疗,外科手术耗气伤阴,术后患者尤需扶正固本,益气养阴,补益肺、脾、肾三脏;化疗后肺脾气虚,痰浊困脾,胃气上逆,需注意健脾补肺,减毒增效;放疗后伤阴,阴伤有燥,阴虚内热,需注意滋阴润肺,随证治之。

在治疗上首先应结合西医治疗实际情况,分清虚实,经过手术或化疗或放疗的患者,当以扶正为主,佐以祛邪,治疗上以延长生存期、改善生活质量、预防复发转移、改善免疫功能为目标。

根据长期的临床实践、参考文献报道及多位海派肺系疾病领域名老中医的学术经验,并结合患者多经过手术或化疗或放疗的实际情况,总结早期肺腺癌在临床上可分为肺脾气虚、阴虚内热、气阴两虚、阴阳两虚这四个典型证候,并给出相应的治法方药。

1. 肺脾气虚证

治拟健脾补肺,益气化痰。

方用六君子汤加减,包括生黄芪、党参、白术、茯苓、清半夏、陈皮、桔梗、生薏苡仁、川贝母、杏仁等。

2. 阴虚内热证

治拟滋阴清肺,润肺止咳。

方用麦味地黄汤加减,包括麦冬、生地黄、牡丹皮、山茱萸、五味子、盐知母、浙贝母、全瓜蒌、夏枯草等。

3. 气阴两虚证

治拟益气养阴。

方用沙参麦门冬汤加减,包括生黄芪、沙参、麦冬、百合、玄参、浙贝母、杏仁、半枝莲、白花蛇舌草等。

4. 阴阳两虚证

治拟滋阴潜阳。

方用金匮肾气丸加减，包括熟地黄、山药、山茱萸、茯苓、牡丹皮、泽泻、桂枝、牛膝、车前子、黄芪、党参、白术、甘草等。

随症加减

咳嗽：加杏仁、桔梗、贝母、紫菀、甘草等。

咳血：加仙鹤草、茜草、白茅根、大蓟、小蓟、藕节炭等。

胸痛：加延胡索、威灵仙、白芍、白屈菜、白芷、徐长卿等。

胸腔积液：加葶苈子、茯苓、猪苓、龙葵、车前草、椒目等。

发热：加银柴胡、牡丹皮、地骨皮、青蒿、知母等。

皮疹：加地肤子、蛇床子、五倍子等。

腹泻：加补骨脂、五味子、怀牛膝等。

便秘：加大黄、芒硝、厚朴、枳实等。

肝功能不全：加柴胡、半夏、芍药等。

在辨证论治的基础上，主张配合使用 2~3 味具有明确抗癌作用的中药，如白花蛇舌草、半枝莲、半边莲、石见穿、石打穿、山慈菇、红豆杉、干蟾皮等，以祛除癌毒，预防复发转移。

此外，可酌情选用穴位敷贴、穴位注射、督脉灸、针刺镇痛等中医肺康复治疗手段，具体应用方法可参照前文所述。

在早期肺腺癌的治疗上，我们倡导中西医结合，西医手术等治疗与中医药治疗联合使用，达到减毒增效、扶正祛邪的目的。在中医药整体观念的指导下，辨证施治，扶正为主，佐以祛邪，术后尤需扶正固本，配合中医肺康复治疗。

同时，还需进一步开展肺部磨玻璃结节与早期肺腺癌发生的中医药防治研究，从扶正祛邪的角度入手，开展多中心、前瞻性、随机、对照临床试验，评价临床疗效，并深入开展中医药干预治疗的分子机制研究，阐释中医药临床疗效的生物学基础。

今生

邪正博弈篇

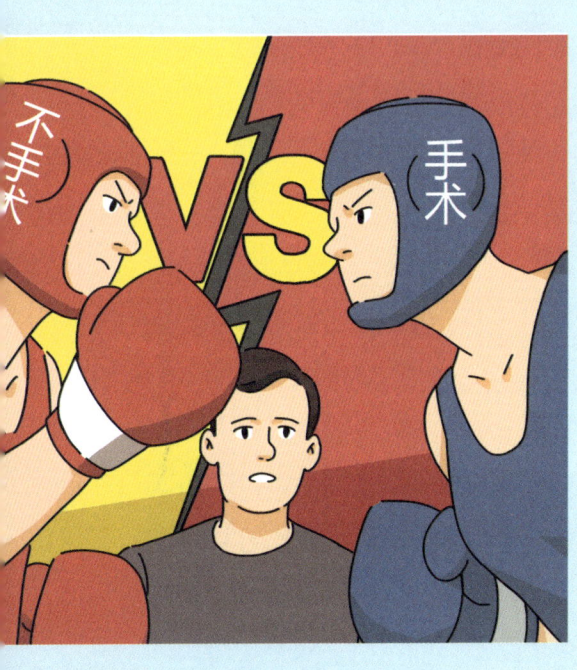

第 4 章
磨玻璃结节肺腺癌背井离乡的转移之路

肺部磨玻璃影(GGO、不局限大小)、磨玻璃结节(GGN、3 cm 以内)是一种基于磨砂玻璃样密度改变的影像学表现,有良性感染病变和恶性肿瘤之分。其中恶性肿瘤就绝大部分是肺腺癌,又分为浸润前阶段、微浸润性腺癌(MIA)和浸润性腺癌(IAC),一般呈惰性发展、渐进式生长,每个阶段之间的具体时长尚未明确。值得一提的是,浸润前阶段包括不典型腺瘤样增生(AAH)和原位癌(AIS),被划分为癌前病变、良性阶段。总体而言,磨玻璃结节肺腺癌呈惰性生长,肿瘤生物学行为较弱,复发、转移的概率较低,预后较佳。

转移是所有癌症患者的梦魇,患者很少死于原发肿瘤,而局部侵袭、复发、转移往往是致命的打击。据悉,在肺腺癌转移成功之前进行手术切除,可以获得根本治愈;而在转移成功之后再进行手术,面临的是高低不等的 5 年生存率、10 年生存率。因此破解肺腺癌的转移成功之路尤为重要,如果解开这个谜团,就能够更好地理解患者的手术时机、后续生存时间及治疗策略。在这里,我们探讨以 GGO、GGN 为影像学表现的磨玻璃结节肺腺癌如何一步步实现它的成功转移。

肺腺癌的转移,意味着癌细胞脱离原来的部位,进入血液脉管及周边基质内,在全身特定器官内形成存活的转移癌病灶。这究竟是一个怎样的过程?面对复杂的转移之路,我们不得不从肿瘤转移的历史根源讲起。

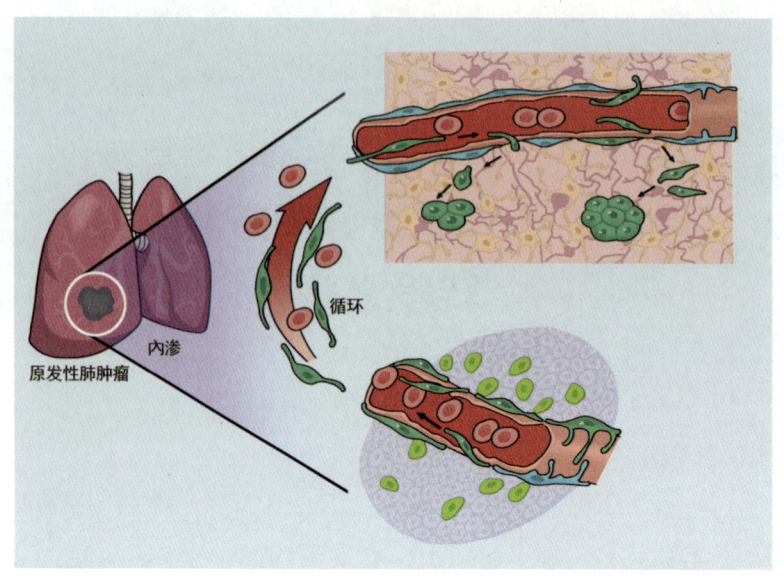

第1节

肿瘤转移的百年经典"种子与土壤"学说

一直以来,科学家认为癌症的转移依赖于肿瘤栖息地。1889年,一位名叫史蒂芬·佩吉特(Stephen Paget)的英国医生开始了解癌症的"生长及其次生长状况"。他的父亲詹姆斯·佩吉特(James Paget)是现代病理学创始人之一,叔叔是剑桥大学的医学教授。在佩吉特所处的时代,癌症被认为是从其原发部位扩散而成的恶性疾病,像滴在纸上的墨迹。外科医生对这种癌症从中央不断扩大的"离心理论"深信不疑,因此医学界的主流观点是通过外科手术彻底消除癌症。但是当佩吉特医生收集了死于乳腺癌的735名妇女的病例档案时,他发现了一种奇特的癌症转移模式,转移似乎不是以离心扩散模式,而是离散地出现在肿瘤解剖部位远处。传播的模式也并非随机:癌症对某些器官有着奇怪且强烈的偏好。在300多个转移灶中,佩吉特医生发现241个在肝脏,17个在脾脏中,70个在肺部。

为什么肝脏是转移高发部位,而血液供应、大小和肝脏接近的脾脏却不容易发生转移？随着佩吉特医生的深入探索，他发现癌细胞甚至对同一器官中的特定部位也有偏好，如骨骼是乳腺癌转移的常见部位。为此，佩吉特医生提出了一个名为"种子与土壤"的假说来形容这一现象。在这个假说里，他把癌细胞比作"种子"，而癌症转移的目的地比作"土壤"。也就是说，癌细胞像种子一样可以四处传播，但种子只会在肥沃的土壤里肆意生长。佩吉特医生将他的发现发表在了1889年的《柳叶刀》杂志上。佩吉特医生提出的观点——癌症转移是癌细胞与其环境之间病理关系的结果，由于没有确凿的证据而被弃置了一个多世纪。

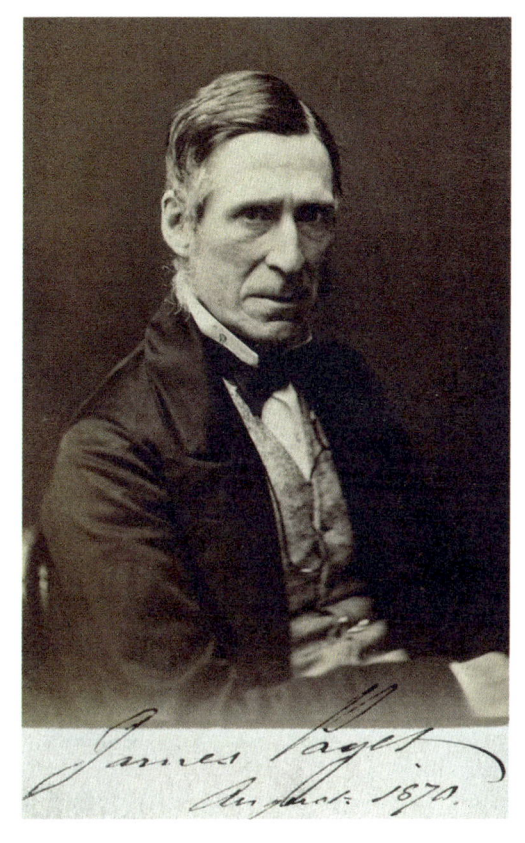

"种子与土壤"假说有意思的地方在于，它与19世纪中叶以来的普遍认知不相符。当时的人们认为癌症转移的机制是癌细胞通过血液和淋巴扩散到身体的不同地方。每到一个地方，癌细胞都会尝试感染周围的正常细胞，并将正常细胞变为癌细胞。而在"种子与土壤"假说里，癌细胞和周围的正常细胞是有互动的，同时并不是正常细胞变成癌细胞，而是正常细胞给癌细胞提供合适的生长环境。用现代语言来表述，就是癌症的扩散和生长很依赖周围的"微环境"。

"种子与土壤"假说重获认可是在1980年，Ian Hart 和 Isaiah Fidler 发表了一项以小鼠为对象的研究。他们的实验步骤如下：第一，把一些小鼠的肺、肾和卵巢组织取出来，并移植到另一些小鼠皮下；第二，等这些移植的组织在皮下扎根后,给小鼠静脉注射黑色素瘤细胞;第三,统计不同器官出现癌症转移的频率。他们发现在移植的肾脏组织中,只有14%的小鼠出现了新生的癌组织,而对于肺是71%,对于卵巢是70%。此外,他们还用同位素标记,确认通过血管到达每种移植器官的癌细胞数目都是一致的。同时,这些小鼠的遗传背景、器官移植的部位、注射的癌细胞数目都是一致的,因此他们得出的结论是,组织细胞本身确实会影响癌症的转移,也就是一百多年前的"种子与土壤"假说是正确的!

"种子与土壤"学说至今解释并指导着肿瘤转移的治疗:没有种子,大自然没有孕育生命的可能;但只有种子,没有合适的土壤条件,种子也是不能生长的。特定肿瘤转移细胞(种子)倾向于转移到特定的靶器官(土壤),只有土壤适合种子时,才会生长、发生转移。例如,小细胞肺癌容易脑转移,结肠癌容易肝转移,肺腺癌容易转移到脑、肝脏、骨、肾上腺。

第 2 节
肿瘤细胞与周围微环境的交互作用

肿瘤转移细胞(种子)与靶器官微环境(土壤)协调,在合适的环境(土壤)下才能种植生长,成为转移灶,这在现代医学被称为肿瘤与微环境的交互作用。对转移成功之路的研究,不应该仅仅以肿瘤细胞为中心,更应该着眼于周围微环境的改变,肿瘤细胞与周围微环境的交互作用,以及其共同导致的转移灶的发生、发展。

种子可以携带土壤、适应土壤、重建土壤。例如,转移细胞(种子)可以携带自己的微环境(某些生长因子及相关细胞),以帮助其更好地转移生长;到达远处器官后,逐渐适应局部的微环境,甚至改造重建微环境,在转移细胞与微环境的交互作用下促进转移灶的茁壮生长。即便在肿瘤转移细胞没有进入靶器官之前,也可以通过释放一些外泌体囊泡,携带相应的遗传信息到达靶器官,先行改造微环境,为转移成功创造良好的土壤,以便种子到来、定植、成长。外泌体可参与机体免疫应答、抗原提呈、细胞迁移、细胞分化、肿瘤侵袭等方方面面。有研究表明肿瘤来源的外泌体参与肿瘤细胞与基底细胞的遗传信息的交换,从而导致大量新生血管生成,促进肿瘤的生长与侵袭。

肿瘤细胞脱离原有部位进行转移的过程包括三个基本步骤:①肿瘤细胞侵犯基底膜、周围基质,与基质内因子蛋白、基质细胞共同作用,拥有了迁移所需的上皮-间质转化能力,可能在某些酶的帮助下迁移出来或者通过变形虫样运动穿过基质缝隙,进入血液、淋巴液等脉管系统内。②肿瘤细胞进入血液后,在血流的高速剪切力、免疫细胞的杀灭监视下存活下去。无论肿瘤细胞利用什么样的机制,它最终躲过了各种危机,突破血管膜,最终来到靶器官组织内。③肿瘤细胞定植在靶器官内,逐步与周围细胞达成一致,实现共同生长繁衍,形成影像学可见的转移灶。肿瘤转移的上述三个基本步骤,其实内含庞大复杂的分子信号通路,目前尚未完全阐明。针对每一个步骤内分子机制的研究,都可以衍生相应的治疗手段,例如在转移过程中与细胞运动相关的特殊蛋白或者基因将会是潜在的药物靶点。

当转移性肿瘤细胞进入血液脉管系统内,想要在相应的靶器官内安营扎寨,生存下来,势必需要与脉管系统内、靶器官附近生态环境的组织细胞发生交互作用。而这个过程是复杂多变的,涉及的细胞有血管内皮细胞、周细胞、炎性细胞(如中性粒细胞、单核细胞、巨噬细胞、淋巴细胞)等。腺癌细胞不仅仅与这些细胞相互作用,而且与细胞外基质的成分互动,例如与成纤维细胞、间充质细胞的协作。

肿瘤细胞的周围微环境主要可分为以免疫细胞为主的免疫微环境和以成纤维细胞为主的非免疫微环境。以免疫微环境为例,肺癌细胞可以通过影响相应的免疫细胞,实现免疫逃逸,逃避免疫细胞的攻击。例如,浸润在肺癌转移灶局部的淋巴细胞 $CD8^+$ T 细胞,与肺癌患者的预后显著相关。$CD8^+$ T 细胞可以杀灭肺癌细胞,然而这个杀灭过程受到 T 细胞表面受体蛋

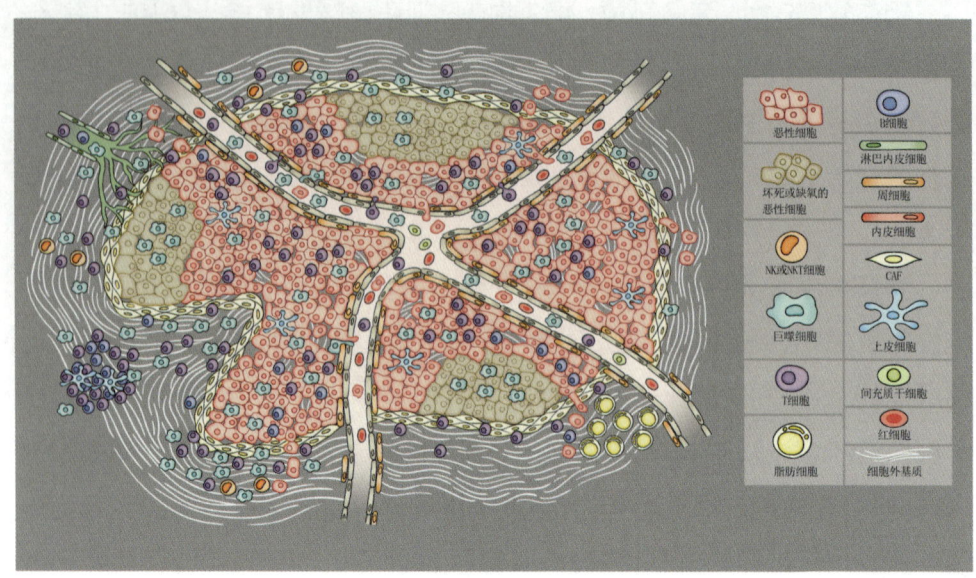

白PD-1(程序性死亡受体1)的负面调控,该分子是一种重要的免疫抑制分子,是免疫检查点。当癌细胞与T细胞亲密接触的时候,肺癌细胞表面高度表达的PD-L1(程序性死亡受体配体1)与T细胞表面的PD-1受体结合,启动T细胞的程序性死亡,使肺癌细胞获得免疫逃逸,避免被$CD8^+$ T细胞杀灭。正是由于这种免疫抑制分子通路的免疫逃逸,才导致了肺癌细胞的转移灶存活、发展。

当肿瘤细胞与免疫细胞之间的重要分子途径被解析,那么相应的药物研发也就迅速跟进,使用抗PD1已成为免疫检查点抑制领域内的重要肿瘤治疗方法。因此,这种免疫通路调节的发现者詹姆斯·艾利森(James P Allison)和本庶佑(Tasuku Honjo)获得了2018年度的诺贝尔生理学或医学奖。

上述肿瘤免疫抑制分子通路的揭秘使癌症治疗药物获得了巨大成功,然而这仅仅是肿瘤免疫微环境中的一个研究方向。在肿瘤细胞转移成功的道路上,有着庞大复杂的细胞因子网络、分子通路。科学家们也在努力探索诸多热点,例如:DNA甲基化的微环境改变,被认为是与转移密切相关的上皮-间质转化过程的关键分子通路;单细胞技术下癌细胞与周围微环境之间基因表达的分子事件;肿瘤干细胞在周围微环境中所起的耐药作用的分子机制;肿瘤转移到靶器官内时由于血管、免疫等原因引起的微小转移休眠机制;单个微小转移细胞进行休眠及苏醒的原因机制……而相应的许多分子通路目前尚未完全解析,单细胞技术的快速发展为解析这样的微观世界打开了一扇门,我们将在未来篇的第1章进一步介绍,期待在未来能够全面揭秘,在针对土壤培育种子、肿瘤细胞与周围微环境交互作用的探索中,找出对策,全面阻击癌细胞的转移。

随着分子生物学的发展,物理、化学技术的突破,肿瘤与微环境之间的各种分子通路势必会迎来全面解析,把肺癌细胞从发生、发展、转移、转移成功的每一个具体步骤大白于天下。到了那个时候,肺癌会被攻克,不再是绝症,谈癌色变的年代也就走到了尽头,各位读者有兴趣可以阅读未来篇的百年之变进展。

第3节

转移成功之种子的"数量与质量"科学学说

以 GGO、GGN 为表现的肺腺癌种子想要在土壤里生根发芽,土壤周围微环境与腺癌细胞之间的相互作用尤为重要。在此基础之上,为了便于大众理解相关的转移过程,我们也提出了转移成功所需条件的科普学说:种子(肿瘤转移细胞)的"数量与质量"。该科普学说理论的提出对于疏解低危患者心理压力、提高高危患者随访依从性有着重要的作用。

种子的"数量"指的是肿瘤转移细胞体量的大小,也就是进入血液脉管系统、相应靶器官的细胞数目多少,即肿瘤负荷大小。种子越多,相同概率下,在土壤内种植成功的个体细胞数量也就越高(文献报道转移成功的概率为 0.025%)。这好比"鲁滨逊漂流记"的故事逻辑,如果成千上万的鲁滨逊个体进入荒岛,那么有个体存活下去的希望会更大。判断肺腺癌种子的数量,目前尝试使用的宏观指标为肿瘤影像学的直径大小、密度,实性成分与磨玻璃结节腺癌病灶总体最大直径比(CTR);微观指标为循环肿瘤细胞(circulating tumor cell, CTC)、ctDNA 片段的数值,尽管业内对这些指标的态度仍有分歧、争议,但这方面的研究也越来越多。

肿瘤越大,癌细胞种子数量也可能越大,转移成功的概率越高,这些在实体肺癌中似乎能解释得通。肿瘤越大,它的分期也就越靠后,淋巴结转移概率也越高,预后也越不好。但在磨玻璃结节腺癌里,CTR 指标比单纯的肿瘤大小更加灵敏,可以预测转移的风险程度。

微观世界的血液 CTC 指的是外周血中的循环肿瘤细胞,ctDNA 片段指的是肿瘤细胞裂解的 DNA 片段,相关文献揭示了这些指标与肺癌的预后息息相关。患者外周血中的循环肿瘤细胞数量越高,CTC、ctDNA 值越高,肺癌的预后可能越差。当然,对于这些指标的量化分析其实是一种算法,并不是简单根据指标的绝对值高低就可以判断是否真正发生了转移。例如,对于肺癌术后基于 ctDNA 值的分子残留病灶(molecular residual disease, MRD)阳性界定,就是基于一种算法,得出的超过一定高低的值后,该患者体内被界定为存在微小的、分子范畴的残余癌细胞病灶。而 ctDNA-MRD 值在术后 12~18 个月达到峰值,也预示着这一阶段是判断之后复发与否的关键阶段,持续阴性的肺癌术后患者未来复发的概率大为降低,可能实现了根本治愈。

种子的"质量"指的是肿瘤细胞转移生物学能力的高低,也就是进入脉管系统或相应靶器官的细胞生存能力的强弱。能力越高,存活下去的概率越高,种植成功的希望越大。例如小细胞肺癌的转移能力极高,很容易在病灶很小的时候实现成功转移。回想"鲁滨逊漂流记"的故事逻辑,如果进入荒岛的不是生存能力高的鲁滨逊,而是能力低的幼儿,那么存活下去的希望就十分渺茫。判断肺腺癌种子的质量,目前尝试使用的宏观指标为肿瘤影像学的分叶、毛刺、血管聚集等恶性征象,微观指标为术后病理亚型,其中微乳头型、实性生长型、复杂腺体型这三种亚型质量好、能力高,容易转移,生存能力更强;贴壁型亚型质量差、能力低,不容易转移,生存能力更弱。基因层次方面的指标有 Kras 基因、c-MET 基因、EGFR 基因、ROS 基因、ALK 基因等。其中 Kras 基因突变往往预示着复发、转移概率增加,c-MET 基因突变往往预示着血管浸润的相关风险增大。血液化验中筛选合适的基因

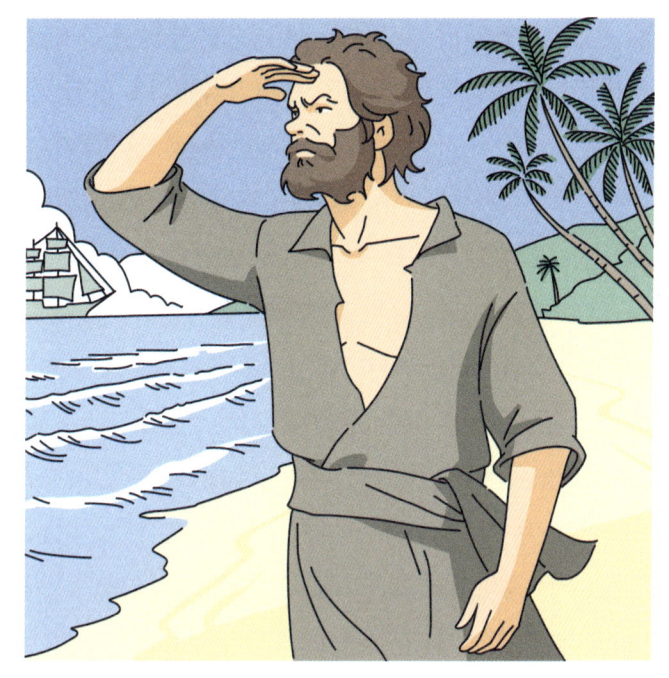

突变指标用来评估肿瘤转移风险程度的研究正在不断进行中,肿瘤干细胞相关方面的标记实验也在如火如荼地开展,单细胞技术的日益成熟也许会为此注入更强的活力。

总体而言,磨玻璃结节腺癌细胞的转移成功离不开腺癌种子与土壤靶器官双方的互动,其中"种子的数量与质量"决定了转移成功的初始概率大小,而种子想要扎根于土壤必然离不开靶器官内组织细胞等微环境改变的协同配合。

第 4 节
风险各异的转移阶段

肿瘤细胞种子的数量是动态变化的,随着肿瘤的增大、密度实性变,入血的 CTC 也会增加,尽管我们还不清楚这个增加规律遵循怎样的数学模

型，但变化是真实存在的。种子的质量也并非一成不变，在与微环境的交互作用下，肿瘤细胞的基因表达也会不同，就好比为了转移成功，肿瘤细胞必须做出一些改变，以适应微环境的需求，这种改变是彼此相互妥协的。

因此，对于肺腺癌（GGO、GGN）的转移成功之路而言，势必存在着风险高低各不同的阶段，下面我们逐一分析。我们应用"种子的数量与质量"的科普学说观点尝试分析磨玻璃结节腺癌风险各异的阶段。

浸润前阶段（AAH、AIS），被列为良性阶段，这两个阶段属于肺腺癌的腺体前驱病变，所谓的肿瘤细胞位于上皮内，不累及周围的基质及血管、淋巴管，既往理论认为该阶段肿瘤细胞无法进入血液脉管系统及远处靶器官内。但近年来有报道在 AIS 患者体内可以检测到 CTC，据分析可能与肿瘤细胞变形运动突破细胞间链接的特殊方式有关。这也间接反映脉管系统内"种子"的出现并非在肿瘤的晚期，而是一个早期事件。

微小浸润腺癌（MIA）被列为早期肺腺癌，这个阶段属于超早期，仅仅累及周围的基质，且在 5 mm 范围内，并无血管、淋巴管的侵犯。理论上该阶段肿瘤细胞也无法进入脉管系统及远处靶器官内。当然，事实上该类患者体内同样可以检出 CTC，原因等同于 AIS。

AIS、MIA 患者体内肿瘤转移细胞"种子"能够进入血液脉管系统内，但这些种子的数量很少，无论质量高低，都无法与大量种子入血的某些微乳头型、偏实体型浸润性腺癌相提并论，形成有效转移的概率极低。再加上种子进入靶器官内存活尚需要复杂的微环境交互作用，因此这些种子几乎不可能在靶器官内形成转移灶。对于 AIS 及 MIA 患者，临床数据提示术后 10 年不复发的概率为 100%。也就是说在微观世界里，血液脉管系统与靶器官内的种子非常少，生存下去的概率几乎为 0，因此，在宏观世界里，临床可见该类患者的生存期很长，10 年不复发的概率可达到 100%。

AAH、AIS 和 MIA 这些阶段被列为低风险阶段，病理报告基本不去区分亚型，不去分析转移生存能力的高低，也就是种子质量的好坏。这些阶段内 GGO、GGN 的惰性发展导致患者手术切除后被认为疾病已治愈，但与此伴随而来的是由于其惰性发展而产生的手术和随访争议。

浸润性腺癌(IAC)，指的是癌细胞侵犯周围的基质(大于 5 mm)，或者显微镜下可以看到其侵犯血管、淋巴管。当后者发生之时，癌细胞可以成群结队、大批量进入脉管系统及靶器官内。因此，浸润性腺癌被列为高风险阶段，建议手术切除。即便浸润性腺癌被列为高风险阶段，但也并非所有的患者都失去治愈的机会。毕竟，转移成功与否是癌细胞"种子"的数量、质量与人体的物理、化学、免疫系统进行综合较量的最终结果。比如磨玻璃结节 CTR 指标与复发、转移之间的关系已经研究了很久，临床试验证实 2 cm 内、CTR＜0.5 的磨玻璃结节浸润性腺癌均为低风险、低侵袭能力，5 年生存率为 97% 左右，接近 100%。

我们不禁好奇，具有这样特征的磨玻璃结节浸润性腺癌，到底与 AIS、MIA 有多大区别呢？而对于 CTR＜0.5 的浸润性腺癌，是不是释放入血的 CTC "种子"数量也不比 AIS、MIA 高多少呢？我们进行了一些预初的临床实验，得出的实验数据为，AIS、MIA、IAC(CTR＜0.5)，三个群体的 CTC 数值之间并没有明显差异。从图中可以看出，虽然 CTC 最高的数值的确出现在浸润性腺癌组，但三组之间却没有统计学意义。

这也间接证实了，以入血的循环肿瘤细胞数量而言，即便是浸润性腺癌，但以磨玻璃成分为主者，释放入血的种子数量依然稀少，再加上转移能力低、质量差，能形成有效转移灶的概率也微乎其微。即便浸润性腺癌的实性区域腺癌细胞有可能诱生新生

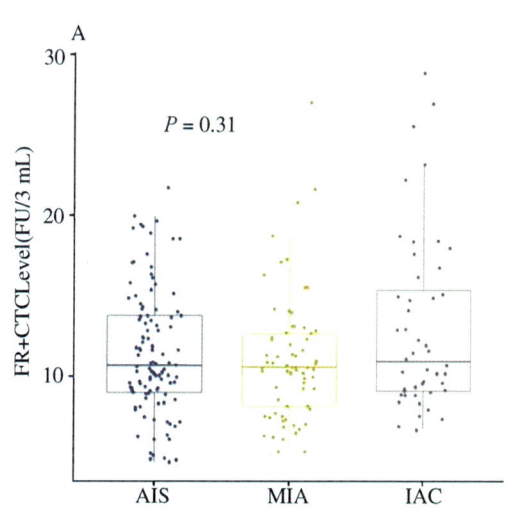

血管，实现种子的入血释放，但检测的真实结果并没有发现显著差异。当然我们还需要进一步扩大样本量来验证这样的结论。

不可忽视的是,AIS、MIA虽然术后效果极佳,10年不复发、转移,但事实上在最初的阶段,就面临着循环肿瘤细胞在体内的存在、播散、遨游的风险,循环肿瘤细胞时刻对人体"虎视眈眈",这也揭示了肿瘤是全身性疾病,我们必须用整体观去看待肿瘤。免疫动态平衡可能是肿瘤在该病理阶段惰性生长的原因,而免疫失衡、免疫逃逸则意味着肿瘤进展。磨玻璃结节腺癌惰性生长,接近"休眠",并不是指完全处于"休眠"状态,而是指其在不断地试图增长,但又不断地被免疫细胞清除,二者处于动态平衡状态,仅仅在影像学上表现为稳定不变。

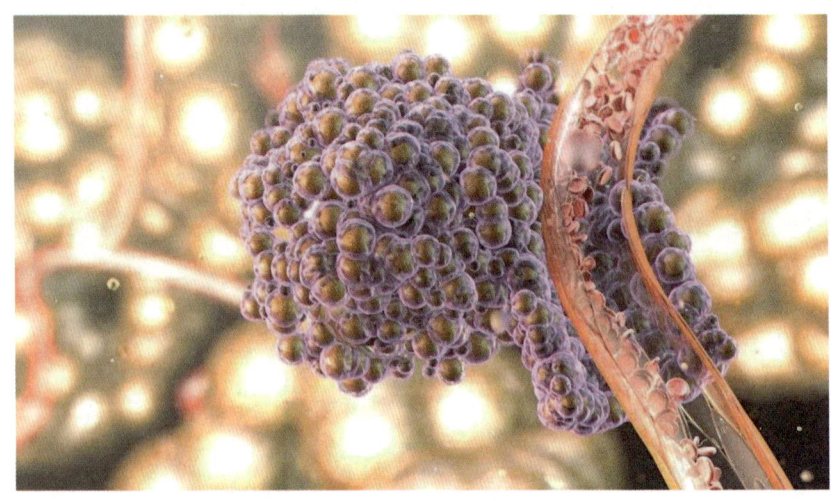

当磨玻璃结节腺癌的CTR>0.75的时候,病理学的高危亚型及血管、淋巴管侵犯的概率升高,理论上相应入血的种子质量与数量也会升高。

在浸润性腺癌侵犯血管、淋巴管这个阶段,大量的癌细胞种子进入体内,面临的是血流的剪切力、陌生的恶劣环境、免疫细胞的攻击,能够存活下去的概率依然很低,癌细胞的"失巢"现象很好地诠释了这一点。"失巢"指的是细胞从原位脱落进入血液后,脱离了原来生存环境的情况下引发的凋亡现象。然而,在长期的对抗、此消彼长的发展中,微观世界的免疫逃逸与宏观世界病灶的增大变实交互进行。如果癌细胞种子以适当的质量、数量持续漂流下去,转移细胞的数量与质量不断提高,那么癌细胞"种子"在与靶器官"土壤"长期交互作用下,也可能会在"天时、地利、人和"的某一天实现转移成功。

临床手术后,我们发现同样是浸润性腺癌,直径较小、有磨玻璃成分的患者预后良好;直径较大、实性成分比例很高(CTR>0.75)的肺腺癌转移风险增高,可伴有淋巴结转移,但与纯实性肺腺癌比较,其预后佳,5年生存率明显增高。纯实性密度的肺腺癌,预后往往不佳,淋巴结转移的概率更高。复发、转移往往发生在那些CT上表现为较大病灶、实性成分为主的混合磨玻璃密度腺癌或纯实性密度腺癌的患者中。尤其在纯实性病灶合并分叶、毛刺征象的腺癌患者中,转移更为常见,且随着直径的增大而预后更差。纯磨玻璃结节腺癌往往没有观察到相关的转移病灶,预后极佳。磨玻璃成分似乎成了肺癌预后良好的预测指标——这些宏观世界的发现与微观世界的"种子数量与质量"科普学说仿佛相互印证、支撑。

我们也提出了一些自己的看法与观点,当然这些观点尚需进一步的分子遗传学或者相应的实验去验证。例如:CT上存在磨玻璃密度区域意味着癌细胞还属于惰性阶段,原本的生物学行为较弱,与纯实性肺癌相比,种子的转移质量可能较低,这属于先天性不足的质量低下。而越多的磨玻璃成分,预示着癌细胞越容易在肺泡腔内生长,拥有更多的剩余生长空间,不易内渗入脉管系统,因此癌细胞种子数量较低;CT上的实性密度区域意味着局部癌细胞数量增多,容易坏死、容易诱导新生血管,缺乏剩余生长空间,容易内渗入脉管系统,因此相应的癌细胞种子数量相对较高。然而,这种差异具体在CTR差别多大的时候会出现检测差异,我们尚未完全清楚,也正在收集数据进一步研究。已有文献报道,肺癌中磨玻璃结节(27%)与实性结节(49%)的入血ctDNA有差异,与肿瘤整体的体积相比,ctDNA的检出率与肿瘤的实性体积更相关。

例如:同样是浸润性腺癌患者,如果检测出浸润性腺癌直径较小,以磨玻璃成分为主,病理亚型以贴壁型为主,那么由于内渗入脉管系统的癌细胞种子数量较低、质量较差,转移成功的概率也很低;如果直径较大,以实性结节为主,病理亚型以微乳头型、实性或复杂腺体为主,这样的病灶由于内渗入脉管系统的癌细胞"种子"数量较高、质量较高,转移成功的概率也高。至于那些磨玻璃成分适中比例及病理亚型中等的浸润性腺癌患者,也许只能从既往临床数据中获得一个倾向性的中等概率,是否真正转移成功仍然未知。

肿瘤转移细胞"种子"的数量与质量间不同数值的排列组合,构成了肿瘤转移概率多变的可能;只有集数量与质量于一体的种子选手,才能获得转移成功的最高概率。恰如速度与力量,其不同数值之间的排列组合,造就了功夫高低各不同的芸芸武师,而集速度与力量于一身的李小龙,才能成为截拳道功夫的至高传奇。

值得一提的是,我们对癌细胞"种子数量与质量"的科学学说尝试采用的临床量化指标,尚存在局限、粗浅的缺点,缺乏灵敏性、前瞻性的属性。在未来,期待更前沿的液体活检及基因测序技术发展,筛选出更好的量化指标,能对肺腺癌(GGO、GGN)患者根据"种子数量与质量"科学学说的精准量化指标进行术前评估,提前预知疾病的发展趋势,在转移成功之前切除病灶,达到根本治愈。

第5节

肺腺癌转移的途径分类

肺腺癌实现转移成功,离不开癌细胞"种子"的数量与质量这些必要条件。肺癌最容易转移到脑、骨、肝脏、肾上腺、淋巴系统,那么这些癌细胞种子是经由哪些途径进入相应土壤中去的呢?这里简单罗列了肺腺癌细胞"种子"的4种转移途径。

(1)直接侵犯:肺癌病灶由小变大,局部逐渐生长,侵犯周围的脏器,例如侵犯胸壁、膈肌、心包、食管等。这是肺癌病灶由小变大的必然过程,超出自身肺组织的边界,癌细胞种子跨界生长入毗邻的周围靶器官组织。医源性穿刺引起的癌细胞种植转移其实也属于这一条途径。

(2) 淋巴转移:肺癌细胞种子经过毛细淋巴管转移到肺内和纵隔的淋巴结,最后通过全身网状淋巴管进入血液中,血液与淋巴液之间的回流通路导致癌细胞"种子"在血管、淋巴管内循环往返。

(3) 血行转移:肺癌细胞"种子"进入血管内,随着血流进入全身的其他脏器,血管与淋巴管有回流通路,全身构建成网状的脉管系统,癌细胞在这个系统内遨游往返,寻觅合适的靶器官土壤,在合适的数量与质量支撑下,扎根于土壤,生根发芽。

(4) 气腔内扩散(spread through air space, STAS):这是世界卫生组织在 2015 年指出的第四种转移途径,指的是"微乳头簇、实体巢和/或单个癌细胞扩散到主要肿瘤边缘以外的肺实质的气腔中"。简单来说就是,在主要病灶区域以外的气腔中发现了癌细胞,这些癌细胞脱离了原来病灶的位置,顺着小的气管腔隙,重新锚定生长在另外的肺泡腔内。近年来,关于 STAS 的研究指出,STAS 在肺癌患者中的发生率为 15%～56%,仅出现在浸润性腺癌中,是亚肺叶切除后预后不良的重要预测因素。

第6节
磨玻璃结节腺癌转移之路带来的微观世界思考

种子与土壤学说,肿瘤转移细胞的数量与质量,肿瘤细胞与微环境的交互作用,我们从中观察磨玻璃结节腺癌细胞一步步实现转移的路径。在这场转移之路中,我们还有很多的疑问、困惑,尚未完全解释清楚。这也给了我们许多思考的空间。

1. 肿瘤异质性、复发、转移的起源与时间点

并非偶然脱落一个肿瘤细胞进入血液循环就能导致转移成功,这个过

程背后是庞大复杂的细胞因子网络,涉及很多微环境的改变。微环境与肿瘤细胞之间的那些变化既然是交互作用,势必存在互相改造、互相适应的过程。换句话说,脉管系统及靶器官组织内的癌细胞"种子"质量变化、能力高低,并非一蹴而就、一成不变。

有实验发现原发病灶、循环肿瘤细胞(CTC)、转移灶之间的基因表型的确存在一些独特的改变,其转移能力不同;然而具体的分子机制仍然没有完全阐明,我们对此知之甚少。这种转移能力高低的不同,也许在不同患者的初始阶段就存在,甚至取决于患者的个体宿主基因表达;也可能在同一患者病灶发展过程中获得一些新的能力,包括与周围细胞及细胞因子的协同合作能力,改造相应土壤的能力等,同时自己的基因表达也产生改变。

要解释这些现象,就不得不提到肿瘤的异质性,该特性与复发、转移高度相关。肿瘤异质性是指肿瘤在生长过程中,经过多次分裂增殖,其子细胞呈现出分子生物学或基因方面的改变,从而使肿瘤的生长速度、侵袭能力、对药物的敏感性、预后等各方面产生差异。肿瘤异质性意味着该肿瘤组织内部由具有多种不同基因组特征的细胞构成,每一种细胞构成一个亚克隆(subclone)。因此,同一种肿瘤在不同的个体身上可表现出不一样的治疗效果及预后,甚至同一个体身上的肿瘤细胞也存在不同的特性和差异。肿瘤异质性的来源,一为环境因素分布及作用的不均一性,一为基因突变的随机性。正是因为有环境因素不均一性的存在,才会有肿瘤"微环境"的说法。肿瘤异质性又有空间异质性(相同肿瘤在不同区域的异质性)与时间异质性(原发性肿瘤与转移性肿瘤的异质性)之分。

目前以克隆选择与肿瘤干细胞两种学说互补来解释肿瘤异质性,在学术界已基本达成共识。克隆选择学说认为肿瘤异质性起源于单个细胞的肿瘤细胞群在发展中继续突变,在肿瘤微环境中遵循"物竞天择,适者生存"的原则,即造成肿瘤细胞的广泛异质性,存在复杂的亚克隆细胞群体。化疗药物的加入改变肿瘤微环境,可筛选出耐药细胞体,这是复发转移的重要因素。肿瘤干细胞学说认为肿瘤实际上由一小群具有自我更新能力的肿瘤干

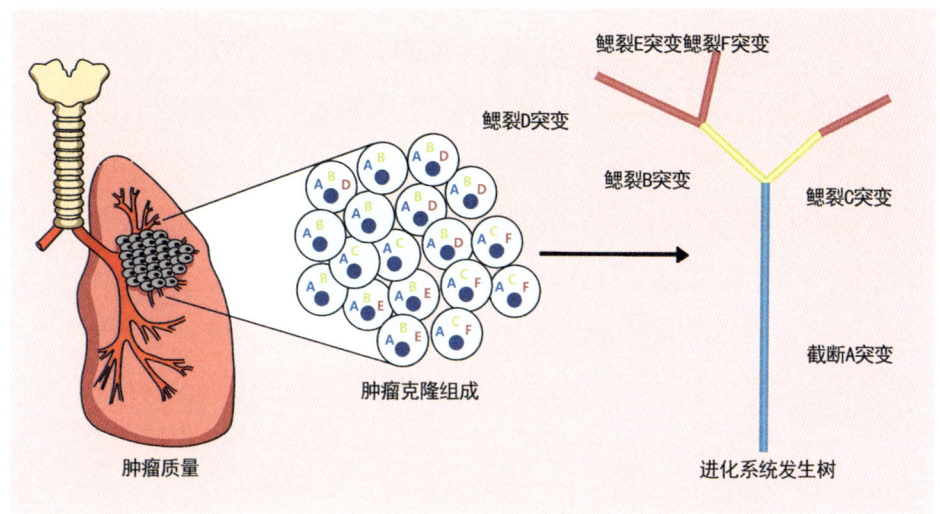

细胞(cancer stem cell，CSC)及其分化程度不均的细胞团组成。CSC 经过分化可以产生表型各异、有限增殖的子代细胞。这一类肿瘤干细胞可以看作是肿瘤内部的超人，低调、内涵、抗击打能力强，推动着肿瘤的转移、复发过程。此学说一直用于解释肿瘤异质性的主要原因，但有其复杂性，即 CSC 在同类肿瘤间和瘤内存在巨大差异。

远处转移与肿瘤患者死亡密切相关，而转移灶与原发灶间的异质性，需考虑两个关键性问题：

(1) 原发灶与转移灶之间的克隆相关性：前列腺癌研究发现，同一患者的不同转移灶间显示出很近的克隆关系；而原发灶与转移灶间仍有差异，如在乳腺癌、肾癌患者病灶中均发现不同，原因可能是不同特异性微环境所致，故可探索异质性微环境来治疗肿瘤。一项关于结肠癌的研究表明，转移癌无一例外的是由多个起源于原位癌的亚克隆细胞发展而来，支持了转移癌多克隆起源说；同时发现在 65% 的患者中，远端转移和淋巴结转移来自原位癌中不同基因特征的亚克隆细胞。

(2) 原发灶肿瘤出现转移的时间点：转移灶肿瘤的来源现有两种假设模式。一种是逐步演进，即转移发生在肿瘤进展的后期；另一种是平行演进，认为肿瘤细胞播散发生在进展早期，原发灶与转移灶肿瘤进化是平行关系。研究原发灶与转移灶之间的关系可利用 CTC 进行分析。利用 PCR 技术分析单个肿瘤细胞,发现乳腺癌在早期阶段即存在 CTC,所以仅切除原发灶并不能完全清除肿瘤病灶。但肿瘤的早期播散并不即刻形成局部肿瘤,只是获得转移潜能,需积累足够数量的致癌突变才能形成转移灶。

一项研究支持结肠癌患者远端转移与淋巴结转移的时间应该是并行关系,而非序贯发生。如果淋巴结是阴性的话,由于并行转移机制的存在,仅仅淋巴结阴性显然不能排除远端转移的可能性。而在肺癌中,淋巴结没有转移的 Ia 期患者,仍然有一部分会在手术后一段时间内发生远处转移,也间接证实了这一机制。

2021 年,也有研究对 47 例晚期肺癌患者身上采集的 174 个样本进行单区域或多区域全外显子组测序,发现患者原发灶和转移灶总体一致性约为 45.6%,肺癌转移可能是多种联合分子因素驱动的结果。但各转移部位之间原发-转移灶基因组异质性显著不同,其中淋巴结转移灶异质性最大,胸膜、脑、骨转移和肾上腺转移灶异质性依次减小。大多数肺癌转移为晚期播散(61.1%),而淋巴结转移大多为早期播散。且在初始传播时原发肿瘤体积相对较小,尤其相较于胸膜转移和肾上腺转移。另外,转移播散总体上大约在原发灶临床发现前约 2.74 年发生,其中淋巴结转移平均为 (4.26 ± 0.74) 年,胸膜和远处转移平均为 (2.11 ± 0.33) 年。

为了便于理解,我们打个比方:通过肺癌研究,人们发现肺癌的异质性非常普遍,就好比一个黑社会组织(肺癌组织),里面有武功高低各不同的武士(癌细胞亚克隆群体),各自割据拥有自己的封地(原发灶肺癌标本的不同区域)。这些武士都在繁衍、发展自己的后代族系,多数族系(61.1%)的后裔(子代细胞)在未来,迁徙到东西南北各个地方。多数武士家族后裔迁徙转移是因为在原来的封地不断发展壮大,人口急剧增长,一部分后裔不得已进行了迁移。而还有一些武士家族在一开始原封地内发展的同时(平行转移)或者不久之后,就派出了后裔族群前往某个神秘之地(淋巴结)进行了探险游历,在这些(淋巴管网络)路途之中四处寻找合适居住的场所,最终实现了族群在原封地(原发灶)与外界(淋巴结系统与远处器官)同时繁荣昌盛。甚至有些族群在原封地还没有成长起来(原发灶很小)的同时,去到外界(淋巴结)发展的后裔反而率先壮大了起来,这些迁移(转移)可能在很早期(原发灶还没有被医生发现之前)的时候就被有远见的武士始祖(疑似肿瘤干细胞)派遣了出去寻找出路。

异质性微环境既是肿瘤治疗的靶点,亦是难点。肿瘤的动态进化产生抵抗型亚群,增加癌症治疗的复杂性。随着对肿瘤异质性的深入研究,科学家指出了肿瘤诊断应包括以下几点:第一,预测预后与药物反应,精确诊断需在治疗前予以完成,尤其关注能使肿瘤侵袭性与治疗抵抗性增强的小亚群,但早期检出无疑是大难题。第二,监测疾病演进,发现治疗所致的残存瘤细胞和血液中播散的瘤细胞。第三,探讨与肿瘤的综合分类及多层次分型。

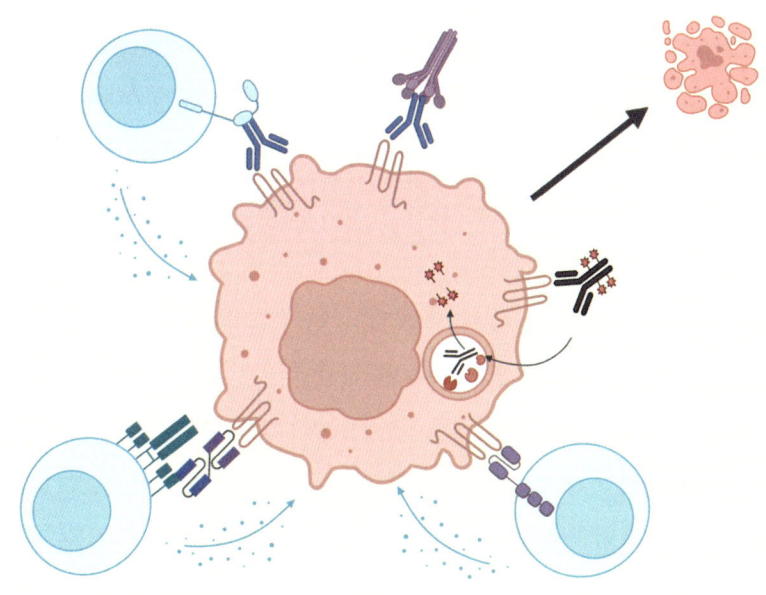

肿瘤异质性的广泛存在已基本被证实,但瘤内不同克隆亚群间和克隆与微环境间的生物学关系仍不清楚。肿瘤是一个非常复杂的整体,目前临床上的诊断及治疗是不全面的。

2. 基于肿瘤异质性的存在及平行转移演进的学说带来的思考

假设肿瘤干细胞学说正确，在肿瘤转移的过程中，具备高质量转移能力的种子细胞应该是肿瘤干细胞。外周血中的CTC内有多少符合肿瘤干细胞特征，我们并不清楚。外周血内的CTC转移成功初始概率是否就取决于肺癌干细胞的数量？将来的CTC检测是否只需要关心内含干细胞特征的细胞群就可以更精准地预测复发、转移的概率？若是如此，干细胞特征高危因素的分子指标也就成了是否尽早手术的微观世界风向标。

假设肿瘤克隆选择学说正确，在肿瘤转移的过程中，循环肿瘤细胞"种子"在与微环境交互作用的"物竞天择、适者生存"原则下不断积累转移相关基因表达的能力，不断迈向类似肿瘤干细胞特征的进程中。那么我们是否应该早期切断这种转变？

回顾乳腺癌的研究可以看到，在原发乳腺癌没有形成肿块的时候，Twist基因就能够诱导侵袭前乳腺肿瘤细胞播散至肺和骨髓，证实了肿瘤播散发生在肿瘤的早期观点。这种观点并没有否定肿瘤细胞在肿瘤进展期播散并可能具有更强的转移性的理论。事实上，20%～45%乳腺癌或前列腺癌患者，都可能在肿瘤治疗后数年或者数十年复发。据悉，这些转移的癌细胞在进入靶器官后进入了休眠模式，在数年至数十年之后，由于某种意外、微环境的改变而苏醒过来，导致肿瘤复发。这些休眠细胞是否都是乳腺癌的肿瘤干细胞，或者是普通肿瘤细胞逐渐演化而来，并没有明确指出。

对于AIS、MIA、IAC纯磨玻璃结节病灶，它们的CTC数值很低，这意味着什么呢？这种早期播散事件会不会造成以后的复发与转移？它们这些循环肿瘤细胞在人体内遨游着，会不会像乳腺癌那样进入患者骨髓里休眠起来，并没有真正被免疫细胞消灭？AIS、MIA术后10年无复发的生存率是不是意味着数十年后也不会复发转移？这些早期遨游在体内的CTC是不是那些早期试图转移到肺癌淋巴结的亚克隆细胞群体后裔？

对于Ia期肺癌患者，总体仍有20%左右的远期复发、转移概率，其中常规病理切片显示在淋巴结阴性的患者当中，会有一部分患者在经过更进一步的分子检测后发现微小转移灶。而这些微小转移灶的癌细胞也在免疫监视的作用下与免疫细胞处于动态平衡状态,可以很多年不出现增殖生长。然而,在磨玻璃结节肺腺癌中是否也存在这种情况呢? 如果微小转移的概率低但存在,如何辨别那些容易引起微小转移的分子标记物就应该成为深入研究的对象。

如果这些 CTC 没有实现骨髓内休眠,都被体内的免疫细胞杀灭,那么该 GGN 长期随访下缓慢的增长过程是不是也给 CTC 免疫逃逸创造了时间与机会呢? 免疫杀灭本身对于肿瘤转移细胞而言,也是一种促进其进入休眠状态的天然机制。那些实现免疫逃逸的 CTC 会不会因此进入骨髓休眠呢? 对于这一类的患者,我们是应该考虑手术切除,打破 CTC 与微环境的交互作用,还是应该保持随访观察,让这些可能发生的休眠在未来发生呢?

如果这些 CTC 都是一群普普通通的分化后成熟细胞,不具备干细胞特征,基本上没有转移成功的能力,只有在病灶进展后才会出现肿瘤干细胞的特征,这个过程的发生到底是在肿瘤明显增大、变实之后,之前,还是平行共进呢? 促进这些 CTC 改变生物学行为的、微观世界里具体的分子改变事件,到底是发生在什么时候呢?

临床决策中,我们是否一定要等待这个过程的发生呢? 我们能够通过抽血化验建立分子改变模型,推演并及时发现、阻断这个过程吗?

在磨玻璃结节腺癌患者群体中,同样初始大小、密度的结节,在随访过程中出现了不同的生长曲线与轨迹,这样的个体化差异背后的分子通路机制到底又是什么?

如果在患者-磨玻璃结节之间的互动较量中,天然造就的癌细胞个体初始特征就已经决定了哪些容易进展、转移,哪些容易稳定、不变,那么早期甄别这些独特的癌细胞个体特征就成为液体活检、抽血化验的首要任务。例如研究报道磨玻璃结节腺癌的不同初始基因种子构成了不同的发展轨迹,*Kras* 基因、*ALK* 基因突变的癌细胞容易快速发展,其他基因突变的癌细胞逐步积累突变,相对进展缓慢。

对于微观世界的细胞级联事件，我们知之甚少。宏观世界病灶的大小、密度、恶性征象等影像学变化，与微观世界内癌细胞"种子"的数量与质量变化是否遵循特定的数学公式，我们也不得而知。相信在未来，这些具体分子机制及相应数学模型必将迎来新的突破。

总结

磨玻璃结节腺癌的转移路径

以 GGO、GGN 为表现的肺腺癌细胞"种子"，通过不同的途径进入相应的脉管系统及靶器官组织内，最终扎根于合适的"土壤"，生根发芽，开花结果，影响患者的生存时间与生命质量，这就是转移成功的路径。

磨玻璃结节肺腺癌细胞"种子"转移播散的动作可能发生在早期阶段。但转移成功、形成远处转移灶的条件应该是癌细胞种子的数量与质量均达到一定的阈值，在与人体物理、化学、免疫系统的长期对抗中，战胜了理化因素的制约、逃避了免疫系统的监视，改造出适合自己生存的土壤，在合适的微环境内繁衍生息。随着微小转移灶慢慢增大，我们在临床宏观世界才可以观测到影像学可见的转移灶。如何在微小转移灶形成之前甄别相应癌细胞的微小转移能力和分子特征成为未来研究的热点领域。

尽管我们对微观世界的骨髓内休眠、免疫逃逸、干细胞转化等问题机制尚不清楚，但这并不妨碍我们描绘肺腺癌转移之路的大致途径。我们提出了很多难以回答的开放式问题，但这并不妨碍我们追求真相的决心与激情。未来存在无限可能，诊疗势必更加精准，而诸多问题的答案也可能被找到！

第5章
磨玻璃结节腺癌手术方法之单孔微创

磨玻璃结节患者一旦确诊肺腺癌，治疗方案首选手术切除。提起手术，大多数患者会心生恐惧、忐忑不安。其实这归因于患者对手术方法的陌生和不解而引起的心理焦虑。患者若充分了解手术的方法、直面手术带来的风险、权衡手术与随访的得失，那么无疑会以坦然的心态面对临床决策与手术方案。中国地域差异明显、医疗资源质量不一，对于磨玻璃结节患者而言，如何选择最优的手术方法也时常困惑着大家。此章将回顾肺部磨玻璃结节手术方法的历史变迁，把开胸、三孔、两孔微创、单孔微创、达·芬奇机器人手术的不同方法科学地呈现在读者面前，对比不同手术方法的优劣，方便理解与选择。最后本章将简单探讨单孔电视胸腔镜外科手术（video-assisted thoracic surgery，VATS）的手术风险，揭开其神秘面纱。

一、磨玻璃结节腺癌的手术方式

（1）开胸手术：对于肺部的手术，最传统的方法就是打开人体胸壁，进入胸腔内进行操作，俗称开胸手术。经典的第5肋骨间隙、后外侧切口长约20 cm，且必须以金属撑开器将肋骨之间的间隙扩大，将整个胸腔内部暴露于视野下，医生在直视下完成结节的切除、缝合、关闭胸腔、缝合皮肤。经典的开胸切口下，术者逐层切开皮肤、胸背部的肌肉，然后经过肋骨间隙进入胸腔；进入胸腔后置入一个撑开器，把肋骨间隙撑开扩大，在这个过程中，肋骨有可能会断掉；也可以采用切断一根肋骨的方法，使得切缘整齐，保证肋骨间隙可以撑开。这种开胸的方法是建立在"手术"二字的涵义之上，而且必须在眼睛的视野下完成。也就是说手术必须同时依靠医生的双眼和左右手，在三十余年前，尚无可替代的仪器、工具。开胸手术造成肋骨撑开若长达数小时，就可能会引起较为严重的术后疼痛和一些并发症。

(2) 三孔 VATS：二十余年前，随着手术技术及相关物理机械方面的发展进化，诞生了 VATS，最大限度地减少了胸部的损伤。VATS 也要依靠眼睛和双手，但用电视胸腔镜系统替代了人的眼睛，把带着摄像头的光缆从第 6、第 7 肋骨间隙做小切口送入胸腔内；光缆外接电视屏幕，操作者借助屏幕指引双手的操作。左手与右手都用长的器械，从前侧第 4、第 5 肋骨间隙，后侧肩胛下角处的肋骨间隙伸入胸腔内，双手在体外操作器械，完成手术。这些操作仅仅需要三个小孔即可完成，VATS 可以完成复杂手术且无需撑开肋骨，大大地减少了手术创伤。从此经典的三孔 VATS 正式走上了胸外科历史舞台，对于三个切口具体的位置，不同的国家的医院存在着细微的不同，但切口直径一般不超过 3 cm。

(3) 两孔 VATS：三孔的 VATS 于 20 世纪 90 年代引入我国，从此开始了如火如荼的发展。但在实践过程中，医生发现，后侧胸壁的小切口并不一定是必需的，通过这一切口的器械没有起太大的作用；实际上可以用前面胸壁的切口进入的器械进行牵拉肺部、暴露术野。所有的器械都可以从患者前面的切口进出胸腔，完成手术，但前提是手术者操作经验丰富。经过一定时间的学习曲线，这种手术在中国大陆许多医院已经成为常规手术。如在香港大学，常规的肺叶切除手术已经完全由传统的三孔 VATS 转换成新一代的两孔 VATS，术后出院时间大为缩短。国内很多患者经历了两孔技术也获得了较好的恢复效果。

(4) 单孔 VATS：从传统三孔 VATS 到两孔的发展历程来看，按照逻辑推理，医生可以尝试完全去掉其他的手术孔，而将眼睛的替代物——胸腔镜

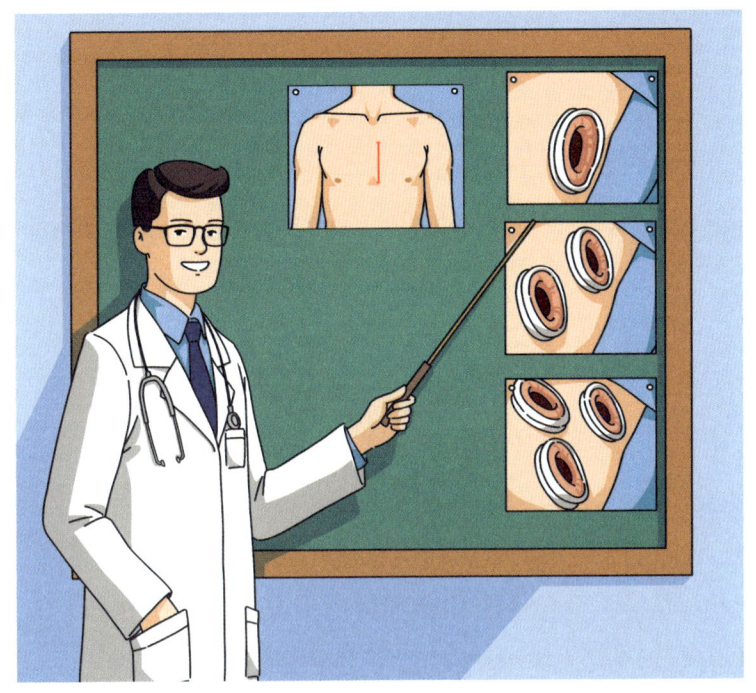

摄像头,从患者前面的单孔(唯一孔)切口进出。目前已有先驱进行了开拓性的验证,十余年前单孔 VATS 的理念就由欧洲的 Rocco 医生首先在一些简单的胸腔手术中提出。之后西班牙拉克鲁尼亚的 Diego Gonzalez-Rivas 医生进行了进一步的尝试,把单孔 VATS 用在了肺叶切除术中。2012 年,Diego Gonzalez-Rivas 医生来到上海市肺科医院,受聘于胸外科客座教授,与陈昶教授、朱余明教授一起开启了单孔 VATS 在中国推广的大门。经逐步发展,上海市肺科医院胸外科以巨大的单孔 VATS 手术体量,年手术量 2 万例以上,引领了世界单孔 VATS 新潮流。全国单孔 VATS 学习班也在日新月异地发展,与此同时,通过欧洲腔镜协会审核及授权,每年有近百位欧美等各国及中国香港、中国台湾地区的高年资医师前来进修,为"上海市肺科医院单孔 VATS 技术"向国际推广提供了重要的平台,让世界了解了中国肺部外科的航空母舰。欧美国家的学员慕名前来进修学习,回到各自的国家后开展单孔手术,已成为当地媒体竞相报道的新闻。

单孔 VATS 常规用一个 3 cm 切口完成各种肺部 GGN 的手术,一般在第4、第5肋骨间隙靠近腋前线的地方切开皮肤。操作者使用左右手操作器械，进行结节的切除手术，助手同时把"眼睛"——胸腔镜摄像头从唯一的小孔伸入胸腔内，协助操作者观看不同角度的视野。对于主刀医生而言，微创单孔(唯一孔)VATS不是一蹴而就的，而是通过学习上述的三孔-两孔-单孔技术逐渐掌握的，需要有丰富的微创手术经验积累。通过胸部唯一的小孔完成以前开胸手术的操作，需要主刀者技巧更加精细、娴熟、胆大、淡定。因此，微创单孔VATS考验的是主刀者的综合素质，以便患者接受高质量、高水准的手术。

　　单孔VATS的学习曲线，也并不复杂，易于推广。一旦术者左右手可以在同一个切口内进行操作，单孔就只是把镜头移到这个共同的唯一孔中，因此在前期三孔、两孔VATS日益普及的情况下，单孔VATS很快就在全国范围内被广大胸外科医生接受。循序渐进的三孔、两孔、单孔学习方式符合渐进式学习曲线，对于胸外科医生的成长更为稳妥。即便已经开始实施单孔VATS，也一定不要认为三孔、两孔就一定比单孔稍逊一筹。其实，这些技术本身就都有实用价值，如果医生实在无法胜任单孔VATS，那么三孔、两孔VATS也可以解决结节的切除问题。单孔(唯一孔)VATS经过多孔向单孔的变迁进一步减少了切口，减轻了疼痛，美观了皮肤，将患者的创伤降低到了最小，成为微创中的微创。

　　单孔VATS在胸外科领域并非昙花一现，在疼痛和感觉异常方面有着长期优势。在管理式医疗和患者满意度评级的时代，能为患者提供安全的、肿瘤学判定有效的、单一小切口手术的能力是一个明显优势。为了给患者少做一个切口、减少切口疼痛及损伤，医生在技术上、器械上进行着不断创新与研究；而患者，正在成为单孔下的受益者。例如，上海市肺科医院发明了一系列特殊器械，在单孔器械改进方面做出了不懈努力，相应文章也发表在美国胸外科权威杂志ATS(*Annals of Thoracic Surgery*)上，并且获得了上海市第29届发明选拔赛银奖。

　　我们相信，未来单孔VATS的技术会更加完善，例如无线遥控的摄像头、更小且灵巧的仪器元件、无线磁吸的 VATS 器械、纤维柔软、角度多变的镜头等,都可能会进一步应用在胸外科的肺部手术中。

值得一提的是单孔 VATS 的切口位置,一般位于前胸壁第 4、第 5 肋间,近年来还有一种切口位置置于剑突下。剑突即人体两侧肋弓交界的正中线下方深处,这里没有肋间神经,理论上疼痛可能会更加轻微。剑突下单孔 VATS 也可以进行肺部的手术,尤其是双侧肺部同时进行手术更为便利。缺点是往往需要切除剑突以便暴露视野,万一出血必须重新在胸部做切口、体位的变换受限等。

(5) 达·芬奇机器人微创手术系统:达·芬奇机器人创新运用人机合一的理念,在胸外科等领域被逐渐应用。该系统由 Intuitive Surgical 公司制造,2000 年 7 月通过美国食品和药品管理局(FDA)认证后,成为世界上首套可以正式在手术室中使用的机器人手术系统。机器人由三部分组成:①外科医生控制台;②床旁机械臂系统;③成像系统。其最初的理念就是使用微创的方法,实施复杂的外科手术。说到底,它并不是由真正的机器人来帮患者做手术,而是在外科医生的操控下,用机器人的器械臂去代替医生的手完成手术。与 VATS 相同的是,该机器人系统同样是把眼睛、双手的替代物放进了胸腔内,也是类似的三个孔切口,有时候还需要四孔。与 VATS 不同的是,原本 VATS 下医生的左右手在手术台上操作器械进出胸腔,而今用机械臂代替了术者的左右手。操作者坐在手术台下面的控制台上,用手操作手术台上的机械臂去完成相应的动作。最初,机器人手术只能用于简单的纵隔手术,如今可用于肺部手术。

达·芬奇机器人手术系统配有高分辨率三维内镜,视觉可放大 10~15 倍,并且机械手的大小也仅为 5 或 8 mm,比人的手指更小,手术时对于一些局部的精细操作有一定优势,例如分离淋巴结与血管的粘连,可以更精细。达·芬奇手术机器人可增加医生视野角度;机械手在患者体内可实现灵巧地转腕,能以不同角度操作。第一、第二代的机器人多采用四个孔进行手术操作,在微创的实现方面较单孔 VATS 差,为了弥补这点遗憾,该公司研发了第三代达·芬奇手术机器人,可以进行单孔机器人手术。据样机演示,该机器人通过一个特制的套管,一条镜头臂和两条交叉弯曲的器械臂进入体腔内进行手术,从而只需要在胸壁开一个小孔就可以完成肺癌手术的所有操作。但这种单孔达·芬奇机器人尚未应用在临床,国产的单孔机器人系统也在不甘落后地开展研发,相关动物实验也在开展中。

目前达·芬奇机器人手术费用高于VATS,在中国北京、上海、广州、四川等省市,也开始了诸多推广应用。不过由于价格因素,在与VATS肺结节手术的对比较量中并没有如最初Intuitive Surgical公司所设想的那样独占鳌头,市场占有率明显低于VATS。同样的一个肺部结节手术,达·芬奇机器人花费的时间可能比VATS要长一些;过度占用手术室也是另外一个重要的成本花费;而机械臂末端等灵敏元件的反复消毒、术中碰撞带来的损坏也增加了维修的成本。尽管机器人系统具有3D视野,胸腔内操作灵活,器械操作更稳定,但仍然无法弥补肺外科非常关键的术者触觉反馈。毫无疑问,机器人手术确实适合纵隔肿瘤的手术,但昂贵的设备投入与胸外科VATS微创技术的沉淀和升华之间对比,二者谁能够占据患者的内心认可,谁就占据了胸外科的未来,而这一切有待于医疗市场的检验。总体而言,达·芬奇机器人在一些需要精细操作的部位确实有一定的优势。

简而言之,从手术方法入路角度,肺癌手术可以分为开胸手术和微创手术;其中微创手术又分为VATS(三孔、两孔、单孔)与机器人手术两种。未来的趋势必定是精准地选择微创手术入路,VATS与达·芬奇机器人各有千秋,注定了外科医生需要综合评价,为患者精准挑选采用何种入路,唯一要遵循的原则是患者要从中受益。

二、不同手术方式的优缺点解析

那么对于GGN患者,我们到底采用哪一种手术方法入路呢?换一句话来讲,这些手术方法之间,是逐渐进化的关系还是各自平行发展的关系?患者应该如何去选择呢?下面将对这些手术方法入路进行细致的分析,以方便患者的选择。

1. 开胸手术的独到优势

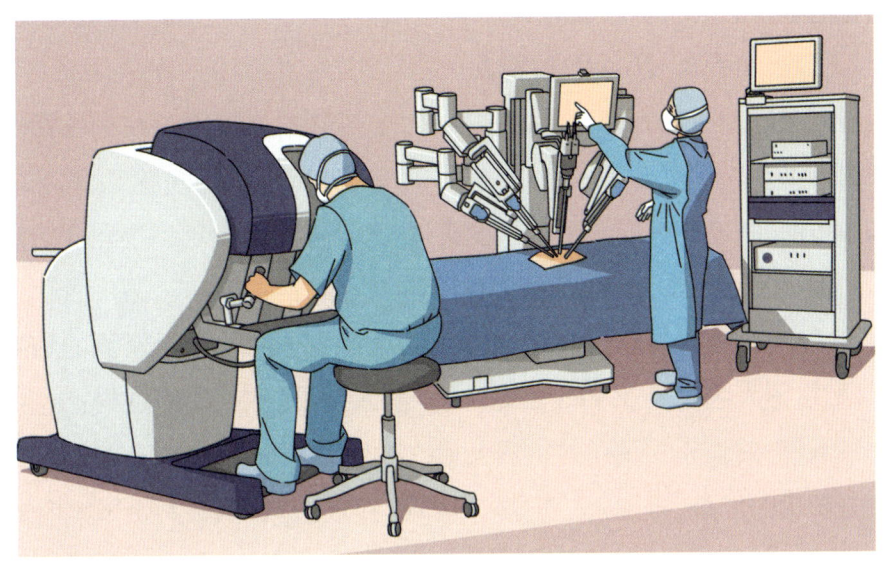

对于肺癌肿瘤巨大、淋巴结融合成团、放化疗以后的患者,大多数医生还是习惯选择开胸手术。肺癌手术大都采用开胸手术,在 VATS 及达·芬奇机器人手术尚未问世之前,开胸手术为常用术式。开胸手术视野较好,直视下用手进入胸腔完成手术操作,整个胸腔完全暴露在术者的掌控中。对病灶的触感、粘连的分离、血管的游离、淋巴结的清扫而言,开胸手术有着独特的优势,尤其对于术中大出血的快速处理极为便利。目前,每当 VATS、机器人手术出现困难的时候,开胸扩大切口已经成为"救场"的必备措施。对于一些复杂困难的手术,例如大血管置换术、隆凸术、袖式切除术、心包内全肺切除术等,开胸手术因其视野开阔、操作便利成为术者的首选。

简单来说,开胸手术切口大、视野好、空间足,术者可以在胸腔里大展拳脚,对于一些复杂的手术尤为适合。当然,切口的增大随之带来的是创伤较大、皮肤愈合后不美观等缺点,但这些缺点与解决患者的肺癌病痛相比仍然是小事。当肿瘤学原则放在第一位的时候,切口大小会被放在次要的位置;而当与肿瘤学原则没有冲突的时候,切口的大小、数目、美观才成为医患心目中首要考虑对象。对于复杂困难、致密粘连、容易大出血、肿瘤侵犯四周、淋巴结巨大融合成团的胸部手术，开胸的优势明显，兼顾了肿瘤学原则与手术安全性。

2. 机器人手术与 VATS 的较量

近年来随着机器人微创手术的发展，一部分医生也喜欢在机械臂的帮助下进行上面这类复杂手术。毕竟在胸腔内的粘连、血管的游离、淋巴结的清扫等方面，随着器械臂灵活的角度旋转，术者也可以做到相应程度的得心应手。尤其是在肺部气管、血管重建的手术方面，例如袖式切除、血管袖式切除等，镜下的缝合操作比较稳定，不存在手抖的缺点。对于常规的肺叶切除手术，机器人手术与 VATS 相比，操作器械上更稳定，局部视野上也更清晰。然而，目前临床上采用的机器人系统都是三四个孔，与单孔 VATS 比较就失去了它的优势，再加上价格高、维修保养费时费力、占用手术室时间较长、术中出现大出血时术者无法及时进入胸腔操作等，总的来讲并没有想象中的独占鳌头效果，并不能够替代 VATS。因此常规的肺叶切除，尤其是在中国，拥有 VATS 系统的医院匹配率居高不下，而机器人手术往往只在大规模的医疗中心才会具备。

我们来看看 VATS 与机器人手术之间的较量：

（1）对于眼睛替代物的较量：本质上都是一样的摄像头传输画面，机器人的视野是 3D，VATS 也可以配戴专有的眼镜实现 3D 视野。常规肺部手术对于 3D 的要求并不严格，也不是每一个医生都适应 3D 的画面，因此，在眼镜替代物方面二者区别不大。对于局部视野的暴露，虽然二者都可以做到局部放大、清晰，但 VATS 在局部放大到一定程度之后，操作会略微受到限制，而机器人却因为手指末端灵巧而影响更小。因此在手术过程中，机器人局部视野可以实现更宽广的角度。

（2）手术者的双手与机械臂手指之间的较量：VATS 术者的双手在手术台上，其手指可以进入胸腔内触摸肺脏，获得触感回馈，对于小结节的术中定位至关重要。操作器械时双手比较灵活，可以克服器械彼此之间的碰撞,利用双手的配合在单孔中获取操作的空间。

机器人手术的术者坐在台下的控制台,不在手术无菌台上,通过操作相关配件联动着手术台上的机械臂、末端手指关节在胸腔内操作,手术器械末端与外科医生的双手同步运动。机器人的机械臂彼此之间容易碰撞,在单孔切口内无法操作,因为最初的机器人手术就是为了三、四孔而设计的刚性机械臂。进出切口的机械臂之间碰撞导致其无法像单孔VATS术者那样,通过在手术台上左右手之间的角度配合去寻找合适的空间,所以器械臂缺乏灵活性。但机械臂末端手指的翻转角度却比人手指的幅度要大,也就是说机器人的灵活性体现在胸腔内器械的最末端。进出切口的机械臂之间的碰撞也导致目前机器人手术以三孔居多,我们在尝试两孔及单孔的操作时,也取得了不错的经验。假以时日,如果进一步改良的单孔机器人能够应用于临床,那么它与单孔VATS的竞争就更为激烈。

对于三孔机器人而言,胸腔内操作比三孔VATS更加灵活,但由于机械臂之间的碰撞,相比单孔VATS又必须多两个切口损伤。人手的协调适应能力比机器要更强一些,但人的疲劳耐受度却远远不如机器人。因此在机器人手术过程中,术者的感受相对比较轻松,不易产生疲劳,这也是机器人手术的优点。

从器械臂、手指之间的较量,可以看出机器人与VATS各有千秋。面对纵隔肿瘤及复杂困难手术(袖式、血管成形等、分离粘连)的时候,机器人表现更为优秀,这符合最初设计的机器人理念——微创的办法去实现复杂的手术。面对常规肺部手术的时候,二者差异并不大。如果考虑到肺部GGN的触摸定位、切口的大小和数目、局部操作的视野要求等,单孔VATS完全胜任常规的楔形切除、段切除、肺叶切除,其手指末端灵活性并不能得以充分体现。尤其是在肺部小结节的楔形切除中,手指末端灵活性压根就没有用武之地。

(3) 面对手术中危险突发事件的处理较量:如果手术中发生了大出血之类的危险,医生需要第一时间扩大切口并将其转为开胸手术。此时此刻,机器人手术显然并不适用。术者在手术台下,双手都是被污染的,必须去洗手、消毒、穿衣,然后才能上台。在大出血的瞬间,术者能依靠的就是台上唯一的助手了,有经验的助手可以有效压迫止血,等待术者上台。缺乏经验的助手无法有效压迫止血,这个过程也许会导致失血性休克。而 VATS 手术时术者是在手术台上的,可以与助手配合,在压迫止血的同时快速切开胸壁,剖胸止血。因此,对于意外的处理,VATS 的胜出毫无悬念。

(4) 手术产生的相关费用高低较量:毫无疑问,VATS 价格更低,可优势胜出。机器人各种配件的费用十分昂贵,虽然随着技术的发展成本会降低,但无疑它在中国的全面推广也不是短期能够实现的。如果与单孔 VATS 进行比较,未来的单孔机器人手术费用会更高,因为越灵敏小巧的仪器配件,成本越高。经济因素的考量对于后疫情时代的发展中国家而言,同样也是不可忽略的重要策略。如何降低医疗成本已经成为了我国卫生部门重点考虑的民生大计。当然我们也期待同样高质优效的国产机器人手术系统研发能在改革的浪潮中脱颖而出,能够为国人的健康提供低价、高质的服务。但可以想象,在相当长的一段时间内,VATS 并不会被机器人手术所取代。

三、不同手术方式选择的头脑风暴

总体而言,开胸、VATS、机器人手术,虽各有优缺点,但彼此之间又存在着交集。因此,对于患者而言,若想要了解应选择哪一种手术方式,就需要做到知己知彼,了解三者的异同点。这就好比在战场上选择杀敌武器,刀、手枪、导弹之间各有优缺点:近战肉搏——刀胜出,中短距离战——手枪胜出,远距离战——导弹胜出。我们并不能脱离具体战况去探讨哪一种武器更好,每一种武器都有用武之地,都有其适合的战况,因此适合的武器就是最好的。所以,我们一定要看哪一种手术更适合患者,适合的就是最好的。

对于纵隔肿瘤或复杂困难的手术,开胸与三孔机器人手术都可以选择,其细微差别需要根据具体手术的难度而定。机器人手术的稳定、不易疲劳、3D 视野也都是为了实现其通过微创进行复杂手术的理念初衷。三孔

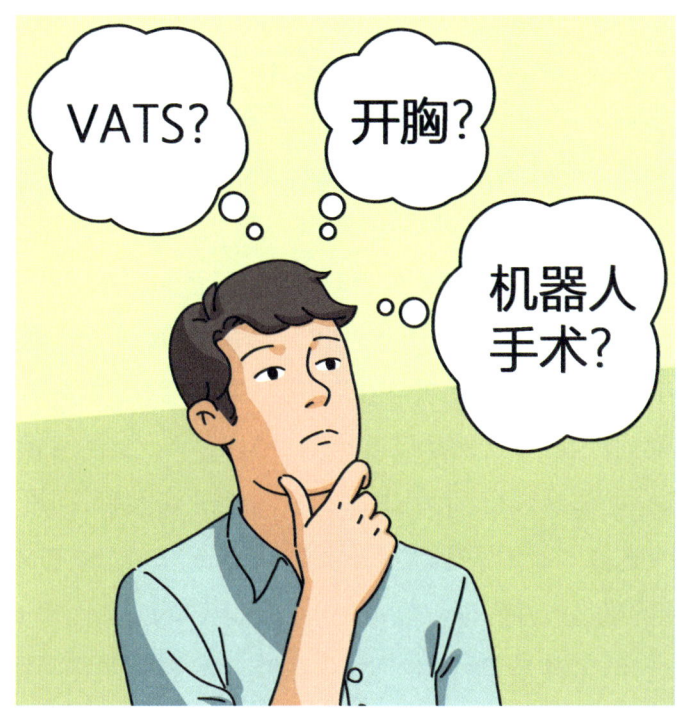

VATS对于这些手术也是可行的,不过在灵活度、疲劳度及视野感觉等方面逊色于三孔机器人的操作。然而在现实生活中,并非每一个医院都拥有机器人手术系统,所以开胸手术与三孔VATS在这类复杂手术中的应用更多一些,毕竟三孔VATS可以及时快捷地转化为开胸手术,这两种术式可以在手术台上根据实际情况及时快速地进行转换。

在经验丰富的医生看来,单孔VATS下纵隔肿瘤手术与复杂困难手术依旧是可以完成的,可操作性没问题,但是在手术方式的推广方面,并不能做到所有医生的均质化。也就是说,需要主刀医生具有多年的单孔VATS经验积累。手术本身存在意外风险,且术者容易疲劳,对患者安全及医生的身心健康都是巨大挑战。每一位外科医生可能都会以能够完成单孔VATS高难度手术作为同行业内的认可和推崇标准,但这并不符合"工欲善其事,必先利其器"的哲学思维。一味追求探险的精神在外科领域总是喜忧参半:缺乏锐意进取的心态便只能默守陈规,但过度的"艺高人胆大"也必然伴随着更多风险。患者的安全永远应放在第一位,然而如何平衡这样的度,又是何其艰难的纠结选择!当科技进步大于手法娴熟带来的患者受益时,医生应该及时转化心态、收缩尺度,毕竟手术的目的不是炫技而是解决患者的实际问题。比如最早的外科截肢手术,在没有麻醉的情况下,刀法娴熟的外科医生追求的是快与狠,争取在最短的时间内解决战斗。但历史上也有为了破纪录,追求快速截肢手术时间而把外科医生自己的手指切断的真实事件;不过随着麻醉药物的问世,这一切都烟消云散。假设单孔机器人真的发展到极致,那与单孔 VATS 也就不分彼此了,最终的版本一定是合二为一。

对于肺部的常规手术,例如肺叶切除、肺段切除,如果患者不在意费用的高低,再结合切口的数目、术中出血的及时处理等因素,那机器人手术也是很好的一个选择。对于医生而言,能够不疲劳地、轻松地完成三孔下的肺部手术,我想的确是一件好事。如果患者在意上述的一些因素,那 VATS 也是非常棒的选择,尤其是单孔 VATS,它在减少术后疼痛方面优势明显,且高质、高效。单孔 VATS 在常规肺部手术中占据了明显的可操作性优势:减少了切口数目、减轻了疼痛、降低了费用,且术中转开胸也更便利。

对于肺部的楔形切除,即便患者不在意费用高低等上述因素,我们依然推荐患者选择单孔 VATS,因为机器人的优势毫无用武之地且缺点被无限放大。

对于肺部 GGN,它的手术方式常常在楔形切除、肺段切除、肺叶切除三者之间,就手术方式而言,机器人手术带来的优势并不大。单孔 VATS 对于 GGN 手术在触摸反馈、意外处理、切口唯一、疼痛减轻、快速恢复、价格低廉等方面的优势,注定了该术式在基层医院的可推广性,患者更易于接受。机器人手术与开胸手术共同作为单孔 VATS 的备用方案,也承担着相应的历史使命。我们期待在未来,单孔 VATS 与机器人手术能合二为一,成为微创手术历史进展的里程碑,更加高效地应用于各种疾病。有兴趣的读者可以翻看 GGN 的"未来篇——百年之变"。

肺部 GGN 手术通常是在全身麻醉状态下进行,根据具体麻醉情况又可分为插管与不插管(tubeless)状态。传统胸科手术需要实施双腔气管插管+全身麻醉,手术过程中没有自主呼吸,需要呼吸机正压通气来维持患者的氧供,再利用双腔插管优势让术侧的肺部停止呼吸运动,给外科医生提供一个相对静态的手术野。

不插管VATS技术是一种不用气管插管就能完成的胸腔镜微创手术,术中给予患者镇静、镇痛,不用肌松药物,患者可以维持自主呼吸通气,这样就可以最大限度地降低气管插管全麻带来的损伤,而且单孔VATS手术医生的操作手法需要十分轻柔和细致,使患者完成胸部手术就像经历了一次无痛胃肠镜一样。

针刺麻醉是进行胸部单孔VATS手术的独具一格的麻醉方式。针刺麻醉(acupuncture anaesthesia)是指在中医学针灸疗法基础上发展起来的一种独特的麻醉方法。通过用手捻针或电针刺激某一穴位或某些穴位,达到镇痛目的,使手术在不用麻醉药物的情况下进行。针刺麻醉简便安全,对生理功能干扰少,但镇痛不全,肌肉不够松弛,内脏有牵引痛。

总体来讲,传统气管插管、不插管、针灸辅助等麻醉方式之间的优缺点也是千差万别。患者需要选择哪一种麻醉方式,对于麻醉医生来说是一个需要认真面对的考验。对于时间短暂的简单手术,麻醉医生更倾向于不插管手术;而复杂困难、时间较久的手术,麻醉医生更倾向于插管全身麻醉。

因此,建议那些寻求价格低廉、高质优效医疗服务的群体,要合理筛选,结合自己的需求与医生的建议,选择一个合理的手术、麻醉方法。手术、麻醉都存在一定的风险,然而随着科技的进步,人类已经积累了相当成熟、丰富的经验。尤其在大规模的胸外科体量中心,流程化的运作已经可把每一个步骤都做到无缝连接,把风险降至最低。

在目前的临床发展阶段,安全、高质、优效、健康是广大医生可持续发展的工作模式;安全、合理、经济、适度是广大患者在选择手术方法中的用心考量。笔者相信,在某种程度上,只要能解决实际问题,哪一种手术、麻醉方法都是可以的;而针对具体的细节和各自的优缺点,则仁者见仁、智者见智。

多方面了解、掌握更多的医疗信息,在医患信息平等、对称的前提下完成临床决策是最完美的解决方案。

四、肺部 GGN 单孔 VATS 的手术中风险

谈癌色变,谈手术脸变。对于磨玻璃结节患者而言,他们听到手术两个字,心里或多或少都会紧张,心理素质强大的人或许还能保持镇定,但心理素质稍差的人多会表现为面色苍白、手脚无力,这绝对是患者最为真实的内心感受!

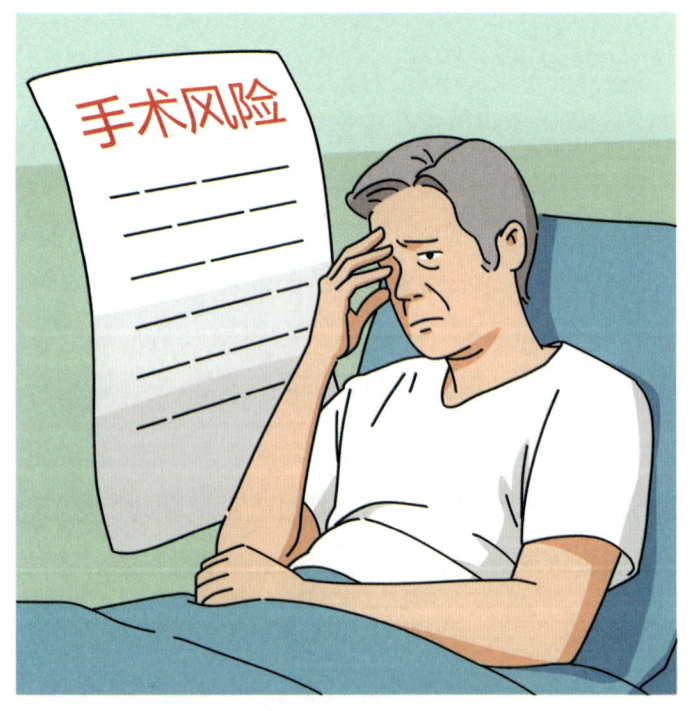

为什么大众对手术有这么强烈的反应?主要还是因为广大患者及其家属对手术的风险和并发症缺乏客观的认识,往往道听途说:某某患者开刀大出血了,某某患者开刀死在手术台上了,某某患者开刀术后呼吸困难离世了……事实上,随着单孔 VATS 的技术进展,再加上磨玻璃结节的手术方式相对并不复杂,手术中的风险已经降至了历史最低,以下的风险意外在现实生活中的发生概率极低。

在这里,我们将以同济大学附属上海市肺科医院胸外科术前谈话所涉及的手术中风险为蓝本,向大家详细解释肺部手术所面临的风险。相信熟知以下内容,患者必会对肺部手术中的风险了然于胸,也会节约医生及患者的宝贵时间,使得沟通更加方便。

1. 麻醉意外

外科医生在与患者沟通的时候会这样说:"麻醉医生会向你详细解释麻醉的相关风险。"不过的确是这样,麻醉医生会有一系列的条款,让你眼花缭乱、应接不暇。事实上单单写麻醉意外这一条过于简单了,麻醉是一个技术活,也会发生一些风险:例如全身麻醉下气管插管困难、牙齿脱落、呼吸心搏骤停;再如麻醉药物过敏引起难以挽回的休克;麻醉非生理状态下的内环境紊乱等。麻醉可为手术的顺利进行保驾护航,必不可缺,且肺部磨玻璃结节的手术时间较短,麻醉的风险已经少之又少。

2. 手术中出现意外

(1) 大出血

大出血是肺部手术所面临的一道难关,无论哪一种肺部手术,都有可能会碰到大出血。肺部的血管比较多,在切除肺的时候,必须要把相应肺叶和肺段的血管游离出来切断、结扎,才能离断所切除的肺,在游离的过程中血管有可能会受损。尤其是当淋巴结包绕血管生长、局部病灶累及周围脏器及血管时,出血的可能性更大。胸腔严重粘连本身也会导致出血,因为医生必须分离粘连,暴露肺的解剖结构,在这个过程中医生很痛苦,尤其是解剖不清楚、视野一团糟的时候,无论术中或术后,皆有可能发生大出血。

即使经验丰富的外科医生也不能完全避免术中大出血,只不过大出血的概率会降低很多。一般而言,如果胸腔没有严重粘连,淋巴结没有明显侵犯血管,对于GGN而言,这种概率微乎其微。

(2) 胸内神经损伤(如喉返神经、膈神经等)

肺部手术会伤到神经吗?很多人对此感到不解。喉返神经位置比较特殊,其左侧在主肺动脉窗,右侧在上纵隔,而且存在诸多变异,在肺癌手术需要清扫淋巴结的时候容易碰到。如果淋巴结比较少，碰到的概率比较小；如果淋巴结比较多，肺部手术融合成团，则损伤喉返神经的概率会增加。膈神经也会被肿瘤包绕，有的时候需要牺牲膈神经才可以将肿瘤切干净。故外科医生操作需要小心谨慎。如果喉返神经附近的淋巴结有癌转移，那么需要完全彻底清扫该区域的淋巴结，但医生稍有不慎就会碰到喉返神经，真的是在"走钢丝"。有些淋巴结包绕着喉返神经，冒着风险也要清扫时，术中的电传导损伤、剪刀误伤，术后瘢痕压迫、牵拉，都可能会引起喉返神经的损伤。喉返神经损伤的后果为声音嘶哑，这是患者不愿意去面对和接受的。

外科医生的手法技巧固然是一个因素，但更多的还是病灶本身对喉返神经的包绕缠绵，难分难解！每当碰到这种情况，笔者想说的是，请给予医生更多的理解与支持，医生会给予患者更积极、更全面的处理。医生究竟是选择义无反顾地冲进手术禁区？还是温柔敦厚地放弃清扫？这取决于患者的具体情况。

对于GGN，其中的原位腺癌、微小浸润腺癌都无需清扫淋巴结；可见越早期的肺腺癌，越不需要复杂的手术操作，越简单快速，恢复越好。等到了淋巴结多发转移的地步，手术风险增大、预后不佳，所以，早诊、早治仍然是肺癌治疗的第一原则。

（3）心律失常、低血压和隐性冠心病

如果患者术前有心律失常、低血压等基础疾病，术中发病的可能性会更大。还有一些老年患者，可能存在隐性冠心病，但在术前常规的检查中未能查出。这不是心电图、心脏彩色多普勒超声就可以查出的，往往需要做冠状动脉造影才可以查出，但并非每位患者都愿意做这种有创的造影检查。心脏方面的因素对于手术的安全尤为重要，曾经也出现过因心脏问题而导致医疗意外的情况。因此，术前对高危患者进行充分检查是必要的，非高危患者也有出现这些并发症的概率，必须与家属沟通清楚。

（4）心搏骤停及呼吸窘迫综合征

在手术台上，若发生心搏骤停或呼吸窘迫综合征，那则是致命的打击，一旦发生,九死一生。当然对于 GGN 患者而言发生的概率是极低的,往往发生在一些有心肺方面基础疾病的患者身上。例如,心电图异常的患者在术中因麻醉药物导致过敏性休克;肺癌侵犯心包大血管,在切开心包的时候也可能会引起心搏骤停。呼吸窘迫综合征即呼吸功能衰竭,人体无法进行有效的气体交换,严重缺氧。这类患者往往有严重的间质性肺炎、慢性阻塞性肺炎、真菌感染、长期口服激素等情况。尤其是一些特殊感染,越容易碰到这样的状况,例如,结核菌在术中播散、曲菌球播散等。

总体而言,随着单孔 VATS 超大体量在国际上引领微创潮流,麻醉、手术技术飞跃式发展,手术带来风险的概率已经非常小了。对于患者而言,只有理性对待手术的风险,选择合理的麻醉、手术方法,客观评价最佳的手术时机,知己知彼,方能做到百战百胜!

第6章 磨玻璃结节开刀、随访等争论之焦点解析

肺部磨玻璃结节开刀、随访争论的焦点在哪里呢？不急，我们先看一篇相关的科普文章《查出肺部磨玻璃结节，要不要手术》，大概了解之后，我们再具体分析相应对策。

如果您的体检报告上，写着"肺部磨玻璃结节"的字样，您会不会瞬间紧张起来？磨玻璃结节一定预示着不良的结局吗？发现磨玻璃结节后，是该选择保守观察，还是应该做手术以绝后患呢？

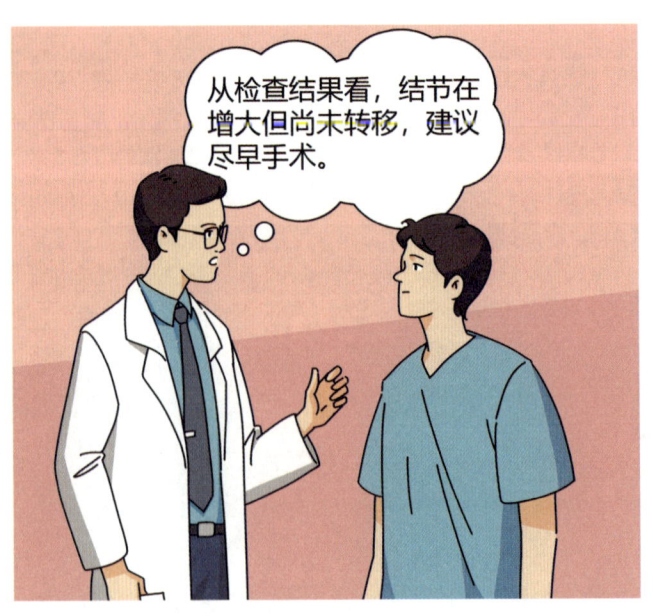

为何谈"磨玻璃"色变

磨玻璃又称"磨砂玻璃",是指用金刚砂等磨过或以化学方法处理过的表面粗糙的半透明玻璃。"肺部磨玻璃结节"这个名称利用大家熟悉的磨玻璃,形象地描述出这种类型肺结节的样子。从胸部CT上看,肺部磨玻璃结节的影像表现类似磨玻璃,呈现云雾状的圆形、类圆形病灶或不规则阴影。肺部磨玻璃结节是一种基于密度改变的影像学表现,只要是引起肺泡腔充气程度的任何改变,都可以在CT影像上形成磨玻璃结节。就是说,磨玻璃结节只是影像学上的一种客观描述,不代表疾病本身或者预示着病情走向。既然如此,为什么还有那么多人谈肺部磨玻璃结节色变呢?原因是肺部磨玻璃结节中有一部分会发展为早期肺癌。

好的"磨玻璃"和坏的"磨玻璃"

肺部磨玻璃结节有良性病变和恶性肿瘤之分。良性病变包括肺部炎症、真菌感染、炭末沉积等,恶性肿瘤绝大多数都是肺腺癌。

肺腺癌又分为微浸润腺癌(MIA)和浸润性腺癌(IAC),一般呈惰性渐进式生长。值得一提的是,浸润前阶段包括不典型腺瘤样增生(AAH)和原位腺癌(AIS)。前者一直被划为良性阶段,WHO最新的胸部肿瘤分类中已经将原位腺癌从肺癌中剔除,列为良性病变。

良性磨玻璃肺结节(多为感染性)可以在一定时间内(1~12个月,甚至更久)消散、缩小、消失,所以良性的肺部磨玻璃结节是不需要开刀的。首次胸部CT检查发现的肺部磨玻璃结节阴影,不建议急于做开胸手术,一定要留出一个观察的窗口期。

长期且持续存在、实性成分比例增加的肺部磨玻璃结节会使恶性肿瘤的概率增高,被认为可能是肺腺癌的惰性亚型。一般生长缓慢,且高发于东亚人群,多为女性不吸烟患者。

有"磨玻璃"到底要不要手术

发现肺部磨玻璃结节是否要手术?如果是首次胸部CT检查发现的,不建议手术干预;如果跟踪复查多次胸部CT,提示有增大或实性结节比例增加时,可考虑外科手术。特别是影像学提示可能是 MIA、IAC 时,建议手术治疗。如影像学提示是 AAH 或 AIS,则建议定期胸部 CT 复查随访,动态观察其变化。

首次胸部 CT 检查发现的肺磨玻璃阴影,国际上一般倾向以定期复查胸部 CT 随访为主要手段,观察肺磨玻璃结节的大小及密度变化来判断肿瘤的发展规律及恶性程度。一般 10 mm 以下甚至 20 mm 以下的纯磨玻璃结节都推荐随访观察。

结节所处的病理阶段很关键

我们认为,肿瘤性肺部磨玻璃结节是否选择手术,取决于该结节所处的病理阶段:MIA、IAC 建议手术治疗。如果 AIS 在 8 mm 以上、患者心理压力大、愿意开刀这三个条件都满足,也可以进行手术。

一般认为,在肿瘤转移之前手术切除病灶,是疑似早期肺癌的肺部磨玻璃结节处理的最佳时机。但早诊早治与过度治疗是一对辨证矛盾体,二者之间所谓度的衡量,也是为了考虑患者的切身利益。

事实上,肺部磨玻璃结节属于惰性病变,发展缓慢,往往呈 3~5 年增长 1~2 mm 的"龟速",这就使得肺部磨玻璃结节患者选择手术的窗口期大为延长。

肺部磨玻璃结节腺癌生长速度、恶性程度的个体差异化原因,至今尚不明确。对于无法辨明病理阶段的结节,建议定期随访观察 CT,动态看变化。如果有大小、形态、密度的改变,请及时就医。

体检发现肺部磨玻璃结节,需要医生通过影像学特征、液体活检项目检测等多维度评估,推断病理性质,进而选择临床干预手段,这是至关重要的。

当您发现肺部磨玻璃结节后就会面临选择,开刀或者随访,似乎不存在第三条道路。我们从您第一次发现磨玻璃结节后开始,从患者角度分析,一直到最终的结局;以时间点为主线,穿插各种变化的可能事件,分别解析争论的焦点所在,且给予一定的实用性对策建议。

首先，这个结节是良性的还是惰性肿瘤性质？

克服内心的障碍，抚平刚刚发现磨玻璃结节带来的焦虑不安。此时开刀或随访的争论焦点在于：这个结节是良性的还是惰性肿瘤性质？而这个问题的解决肯定是需要优先选择随访这一条道路，初次发现磨玻璃结节并不建议盲目开刀。我们需要最起码 3～6 个月随访，动态复查 CT 来观察结节的变化，对于 10 mm 以下的纯磨玻璃结节可以放宽到 12 个月随访。随访的目的就是最大概率地排除良性病变的可能：如果随着时间推移，该结节逐渐密度变淡、直径变小，那么应该是良性病变，与肿瘤毫无瓜葛，开刀更是无稽之谈。随访期间是否需要服用消炎药物或者进行中医调理，这也是一个令人纠结的问题。总体而言，需要医生仔细观察磨玻璃结节的形态，高度怀疑炎性感染才考虑是否给予这样的处理建议，并非作为首选必备。

其次，哪一个时间阶段是最佳的手术时机？

如果经过这一段时间的随访观察（3～6 个月、12 个月），复查 CT 发现该结节仍然没有变淡、变小、消失，反而增大、变实或者没有任何变化，那么大概率可能是惰性肿瘤。此时开刀或随访的争论焦点在于：哪一个时间阶段是最佳的手术时机？

根据之前的章节，我们可以得知，磨玻璃结节在转移成功之前进行手术切除是最佳的手术时机。我们从宏观的临床数据进行回顾性分析，知道了哪些阶段术后复发、转移的概率降到了最低。当然严格来讲，这些概率也是在建立临床观测的患者群体里有效，如果扩大样本量，可能会存在极端的例外，而这也是符合统计学规律的事件。因此，我们只能够获得最接近于转移成功之前阶段的判断，详情可见前面章节。

例如，AIS、MIA 切除后 10 年不复发的概率为百分之百；IAC 纯 GGN 5 年不复发的概率为百分之百；纵隔窗位看不到实性成分的 GGN 6 年没有复发；CTR≤0.25 的患者复发率极低。大数据而言，这些阶段复发、转移的概率都极低，我们倾向于这些阶段属于转移成功之前阶段。

对于磨玻璃结节患者，当经历过相应时间的随访观察之后，发现磨玻璃结节仍然存在。这个时候惰性肿瘤的诊断也就呼之欲出了。其实此刻您仍不需要着急,可以找三甲医院的胸外科医生就诊,请医生判断该结节的可能阶段。虽然影像学推测磨玻璃结节的病理阶段存在误差,但在有经验的医生及人工智能的协同阅片下,并不会差别太大。相关磨玻璃结节的大小、密度、形态及与之对应的病理阶段在前面的章节中已清晰展示,有兴趣的患者可以温故而知新。

如果进一步就诊,医生一致认为您的磨玻璃结节属于 mGGN、实性成分较高、高度怀疑 IAC,并给出了手术建议,这个时候患者大概率应该选择手术,或者请教权威的影像科与胸外科医生,多听听不同的诊断声音。医学界业内,对于长期存在的、实性成分较高的 mGGN,高度怀疑 IAC,基本上一致认为应该采取手术的方法进行治疗。

第三,转移成功之前阶段的内部 PK

如果进一步就诊,A 医生认为您的磨玻璃结节属于 2 cm 以下的 pGGN,根据美国 2020 年 NCCN 指南,推荐随访观察;而 B 医生认为您的磨玻璃结节虽然是 pGGN,但密度偏高、大概率属于 IAC,根据国内指南,推荐开刀。此时此刻,开刀与随访的 PK 正式拉开序幕,您面对的是不同的医生遵循的不同指南,各执一词,各有各的依据来源。这时候,您应该如何进行选择?

我们认为此阶段的争论焦点在于:转移成功之前阶段的内部 PK。对于 AIS、MIA、IAC 中的 pGGN、CTR≤0.25 的 mGGN,临床大数据分析提示这些阶段几乎是百分百治愈,可以认为是极度接近转移成功之前的阶段。那么问题来了,对于那些位于此阶段内的较小的、密度较低的 pGGN 或 mGGN,是否一定需要立即开刀?随访观察不可以吗?如果一定要回答这个问题,我们只能优中选优,一步步地逐步排除那些相对弱势一点的阶段,仅留最优。

当最佳的手术时机是一个阶段范围,而不是一个准确时间点的时候,几乎所有的人都会面临不同程度的选择困难综合征,这不仅仅局限于患者,也困惑着医生。而这种纠结的根源来自人性深处那种追求完美的心理状态。我们都试图去寻找一个最完美的时间节点,恨不得在癌细胞转移成功前一天进行手术切除,既可以晚些承受手术的痛苦,又可以获得不影响寿命的绝佳预后。

这就好比汽车以一定速度冲向悬崖深渊的画面场景,我们最乐意看到的观影效果是:车身飞过了悬崖的一半,主人公从车内艰难爬出、顺势脚踩车身飞跃而起,重重地跌落在地面上获救,而飞车则坠入深渊。这种力挽狂澜、绝处逢生的激情澎湃成为无数人心中的最佳获救时间节点。而在现实世界,把主人公换成是在座的各位,那么这种获救方式及时间节点并非每一个人都能够接受,存在高低不同的心理压力耐受阈值及不可预料的风险危机。

那么,在磨玻璃结节患者的世界里,AIS、MIA、IA(pGGN、CTR≤0.25)这些可以获救的阶段里,是否也存在类似的心理压力及风险危机呢?显而易见,对于这些获救阶段内的患者们而言,这些因素都还是存在的,尤其是心理压力阈值,个体差异相当明显。对于风险危机,同样也不同程度地存在例外:例如CTR≤0.25的患者,已知数据内789例患者中有1例复发;对于pGGN,美国NCCN指南并没有推荐对于2 cm以上的患者继续随访观察。归根结底,根据已知的各种数据、指南分析,我们倾向排除CTR≤0.25的混磨及2 cm以上pGGN群体,把它们列为手术最佳时机的次优选择。接下来,我们发现无法再进一步量化区分,辨别剩余的这些"转移成功之前"阶段的内部差异。

这也就意味着,在采用相关量化指标进行区分彼此阶段差异的时候失去了敏感性。那么我们换一个思路去辩证分析,对于AIS、MIA、IAC(2 cm以下pGGN)这三者继续细化精分,解析困惑。大数据统计,pGGN中,16%~27%的术后病理是IAC(侵犯四周幅度>5 mm),往往此类pGGN>15 mm,CT值>-472HU。其中的IAC即浸润性腺癌,往往是贴壁型为主、低度恶性;有时候属于腺泡型、乳头型,一般没有高危因素的微乳头或者实体型、复杂腺体型。从病理学角度出发，IAC属于肺癌、恶性肿瘤的范畴，具备一定的侵袭性；从生长规律角度出发认为其持续向四周侵袭、转移的演变线路比较明确（尽管时间长短很难预测）。因此医生一致认为IAC无需再进行随访观察，早日切除、以绝后患，没有必要继续等待到最完美的那个时间节点。也就是说，我们衡量了IAC本身的恶性定义、生长规律，从而把IAC列入了无需继续随访观察的手术阶段。

对于AIS、MIA而言，二者也存在相应的影像学特征，但也存在一定的交叉范围。MIA往往更多见于实性成分5 mm以内的mGGN或直径10 mm以上的pGGN，CT值在-536.2 HU附近，上下浮动约113.1 HU，更多地拥有分叶征、支气管充气征。AIS往往是直径5～10 mm的pGGN，CT值往往>-520 HU。从宏观临床预后分析，这二者的预后几乎都是一样的，都达到了10年无复发。本来这两个阶段应该是隶属于手术的最佳时机之最优阶段，齐头并进，不分伯仲。但自从2021年4月发布的第五版胸部肿瘤WHO分类中的肺肿瘤分类目录把AIS和AAH从中移出，另归类到前驱腺体病变，而MIA依然归类为腺癌。由此关于AIS在中国也引发了一系列争议。

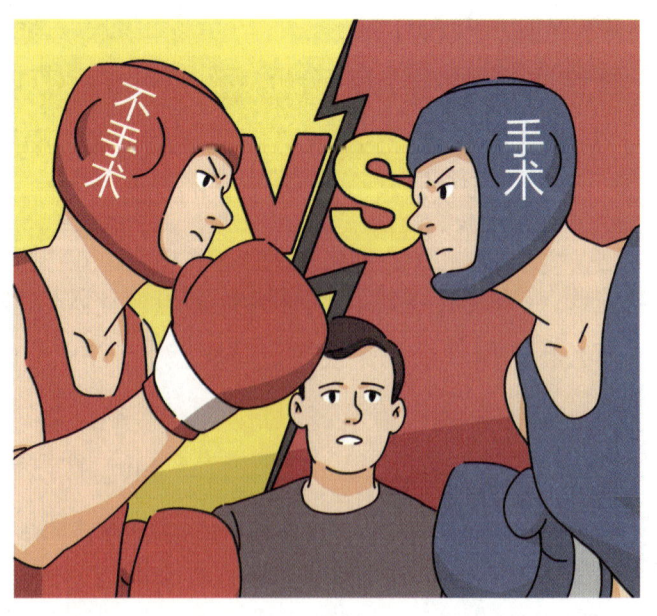

争议的核心问题：一方认为，既然 AIS 与 AAH 并列，不属于恶性肿瘤，而是肿瘤的良性阶段，并非真正的癌，那么理所当然它并不需要手术切除，再进行有创治疗就属于过度治疗了。另一方当然是反对这个观点了。

而在此争议之前，大家普遍接受的共识为：AAH 属于癌前病变，被认为是肿瘤的良性阶段，建议定期随访观察；AIS（0 期癌、超早期癌）、MIA、IAC 被认为是肿瘤的恶性阶段，建议手术切除。

由此可见，AIS 是否应该进行手术、是不是转移成功之前阶段的最佳时机，受到了质疑。难得 AIS 获此殊荣，受到质疑的理由并非预后不佳，而是因为预后太好、分类前移，故被诟病为良性结节，无需手术。于是 AIS 戴着过度治疗的帽子出现在转移成功之前阶段的领奖台上。其实，对于 AIS 的病理学分类及编码从来都没有改变，仅仅是在分类的时候把 AIS 与 AAH 放在了一起，称之为腺体前驱病变，凸显 AIS 的惰性生物学行为。既然争论涌现，那么我们在下一个部分对 AIS 开刀与随访的争议焦点进行具体分析。

第四，AIS 早诊早治理念与过度治疗理念之间的碰撞。

我们认为，AIS 开刀与随访争论的焦点是：AIS 早诊早治与过度治疗理念之间的分歧。AIS 的历史定义及惰性生物学行为。

早在 2011 年，国际肺癌研究协会（International Association for the Study of Lung Cancer, IASLC）、美国胸外科协会（American Thoracic Society, ATS）和欧洲呼吸协会（European Respiratory Society, ERS）联合提议弃用细支气管肺泡癌（bronchioloalveolar carcinoma, BAC），并提出了肺腺癌的新分类：AIS、MIA、IAC。

2015 年第四版胸部肿瘤 WHO 分类采纳了该提议，AIS 被明确定义为局限的、大小不超过 3 cm，沿着肺泡贴壁生长的，无间质、血管或者胸膜侵犯的腺癌。AIS 的诊断是基于排除间质、血管或者胸膜侵犯的，属于浸润前病变。曾有研究者在 2020 WCLC Singapore 会议的汇报中提到，第五版的分类结构应该把生物学行为(包括良性、癌前病变、癌)相近的肿瘤或者病变归类在一起,以求获得更清晰的分类。因此,2021年第五版胸部肿瘤WHO,这位言出必行的学者把AAH和AIS从腺癌的目录移出,另归类到前驱腺体病变。

The 5th Digit Behavior Code for Neoplasms

Code
- /0 Benign
- /1 Uncertain whether benign or malignant
    - Borderline malignancy
    - Low malignant potential
    - Uncertain malignant potential
- /2 Carcinoma in situ
    - Intraepithelial
    - Noninfiltrating
    - Noninvasive
- /3 Malignant, primary site

值得注意的是,第五版胸部肿瘤WHO分类并没有更改AIS的ICD-O-3病理学编码,AIS依旧定性为非浸润性,无侵犯周围间质、血管和胸膜的原位腺癌。因此,国内外病理科医生也未将此作为更新要点重点推出,但是此次WHO分类的改进有助于凸显AIS的惰性生物学行为。也就是说,对于AIS,它的病理学编码及定义都没有改变。再用最直白的话来讲,就是它仍然是局限在上皮内的癌细胞,但对于周边组织、间质、血管、胸膜等都没有侵犯,与良性阶段的不典型增生具备相同的特点,可以被认为是肿瘤的良性阶段,因此AIS切除后治愈率可以达到100%。

然而,国人对于AIS应不应该称之为癌的关注程度远远超过业内学者。归根结底,谈癌色变的恐惧已经牢牢地扎根于国人的内心深处。其实,我们根本不必在意这些文字的区别;无论我们如何"咬文嚼字",AIS的生物学惰性行为是客观存在,不以你我的意志为转移。在临床上,我们把AIS手术与随访争论的焦点进行辩证,其分析如下。

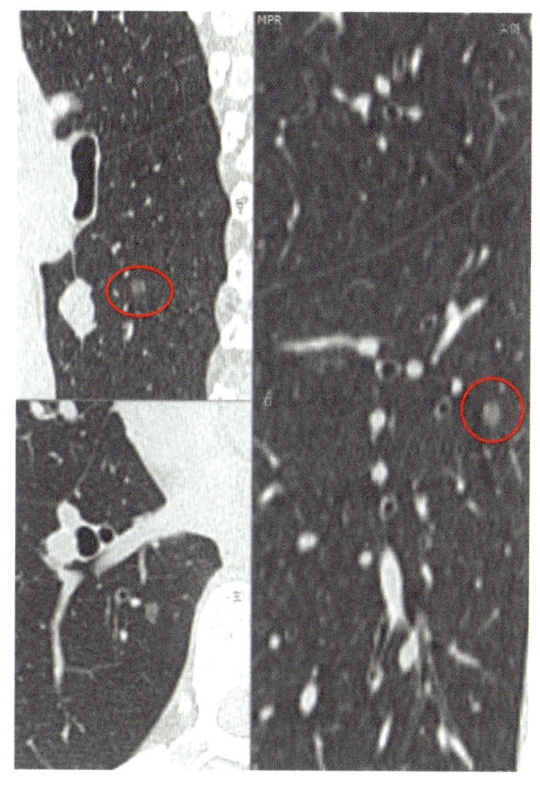

肉眼所见：右肺下叶背段占位切除术

送右肺下叶切除标本一件，大小约 11.0 cm×6.0 cm×3.0 cm，胸膜面光滑，沿支气管切开肺，距支气管断端约 3.0 cm，距胸膜约 0.6 cm 可见一直径约 0.5 cm 的肿物（图为 5 mm MIA），肿物对应胸膜未见明显牵拉，切面灰白灰褐、质中、界不清，余肺组织切面均灰红、质软，未见明显异常，上带吻合钉长约 8.0 cm，于肺门组织检出淋巴结样物一枚，直径约 0.3 cm。

病理诊断：右肺下叶背段占位切除术

（右肺下叶背段）微浸润性腺癌（直径约 0.3 cm），支气管断端及肺门脉管未见癌；未见明确胸膜侵犯；送检淋巴结未见转移癌（肺门：0/1）。

（1）只有完整切除的肿瘤才能诊断为 AIS，活检的肿瘤样本因为无法排除未被活检的其他部位没有间质、血管或者胸膜侵犯，而无法明确诊断为 AIS。目前也不建议术前对肺部磨玻璃结节进行诊断性穿刺活检，存在一定的假阴性、气胸、血胸、针道播散等风险。手术之前给出的 AIS 诊断意见，都是医生根据该结节影像学的大小、形态、密度等参数做出的经验性判断，并非百分百准确，甚至手术中的冰冻病理也无法精确判断。

因此，无论是影像学还是术中病理学都无法精准实现 AIS 的诊断，不存在 AIS 无需手术切除的说法，因为 AIS 都是手术切除之后的石蜡病理才能明确的。据数据分析，8 mm 以内的磨玻璃结节中有 18% 左右最终病理为 MIA。

（2）AAH、AIS、MIA、IAC 的分类被认为是肿瘤性磨玻璃结节发展的不同阶段，前二者属于良性阶段，后二者属于恶性阶段。它们被认为是一种连续性的、风险逐渐升高的、渐进式的生长过程。它们之间的细节差异只有在切除后的病理石蜡切片才可以精准区分。它们彼此阶段之间的时间间隔与转化时机、转化表现，目前尚不明了，并不能做到从影像学上百分百精准预判；只能知道大多数 AIS 属于惰性生长，往往 3~5 年增长 1~2 mm，有些更慢，但也有少数快速生长、密度增高、转移风险增高，其中的病理机制并不清楚。下图为 6 年 5 mm PGGN 蜕变为 8.5 mm IAC 的情况。

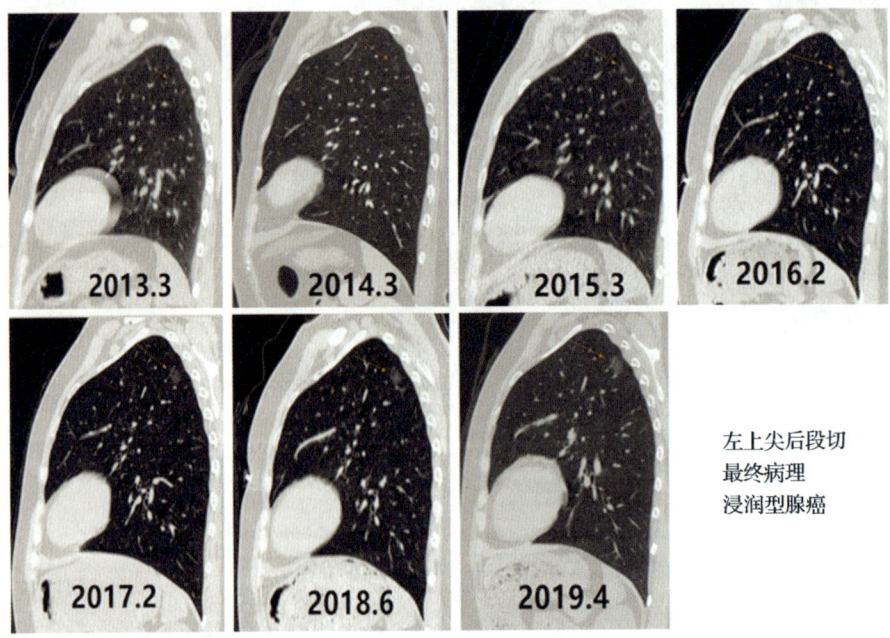

左上尖后段切
最终病理
浸润型腺癌

因此，即便是 AIS 处于良性阶段，我们仍然无法肯定它永远不会发生变化，也无法阻止它向 MIA、IAC 转化的可能。

(3) AIS 如果选择随访观察，是否会来不及手术，已发生转移？是否随访变化后再选择手术与 AIS 阶段手术的效果一样？这些都是临床上经常碰到的问题。

随访过程中也可能会发生病理升级。随着磨玻璃结节的体积增大、密度增高，内在的病理性质也会随之升级。AIS 升级为 MIA 是很常见的事情，然而 AIS 与 MIA 术后 10 年无病生存率都是百分之百；也就是说，二者手术的效果是一样的。那么进行随访待其增大再进行手术就一定没有问题吗？这里也有一些值得注意的地方：1)AIS属于病理诊断,对于影像上认为是AIS,事实上对MIA患者而言,继续随访观察就有可能成为IAC,理论上存在进一步病理升级的风险,但并不一定会引起术后5年生存率的变化。2)随访到什么程度才可以正好卡在MIA的时机开刀,本身是没有精准参数的,大多数是凭借经验来判断。这种评估模式本身就存在误差,从而对那些相对快速生长的少数磨玻璃结节患者,并不一定有利。3)随访观察存在测量误差,每次CT测量误差可以在1.7 mm左右,只有增大2 mm以上才可以认为是增大,同理密度的测量也存在误差。这些误差造成的影响对于缓慢生长的磨玻璃结节几乎可以忽略,但对于生长相对快速的少数磨玻璃结节也应该警惕。

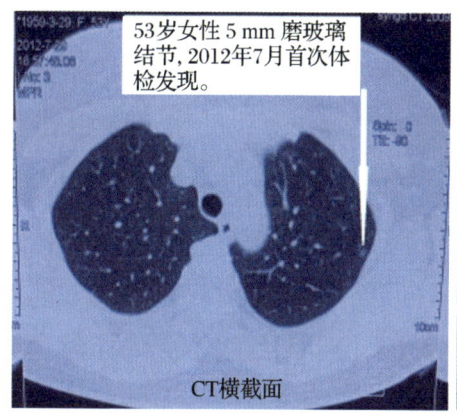
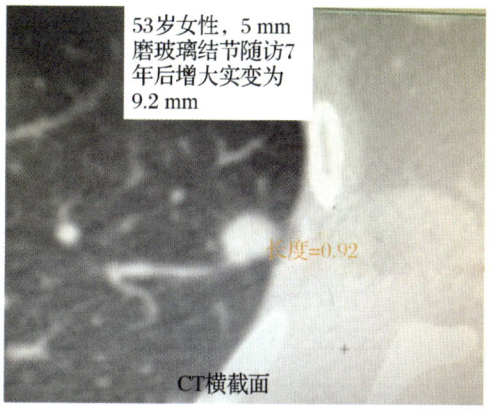

因此,我们认为肺部磨玻璃结节判断为AIS的患者,定期随访观察看动态变化,是目前临床上可行的一种方案。即便在AIS结节出现增大、密度增高的时候进行手术,从大概率事件而言,尽管存在病理升级的可能性,但仍然是相对安全的,不过这并不代表极低概率事件的风险案例不会发生,例如,微乳头型为主的磨玻璃结节快速过渡到IAC阶段。

(4) 对于肺部磨玻璃结节AIS患者的随访观察,CT是不是唯一方案?

CT随访定期动态观察看变化,出现增大及密度增高则考虑手术,是目前临床上常用的肺部磨玻璃结节随访方案。但CT长期随访会带来辐射效应的累积,这也是值得患者注意的地方。国外数据表明辐射诱发的肺癌和其他癌症在10年内的发生率分别为3/10 000和5/10 000,虽然比较低,但CT随访观察人口基数大的话,也是不小的数字。因此对于肺部磨玻璃结节AIS惰性生长的肿瘤,一般建议拉长随访间隔,避免辐射效应。具体随访策略,详见相关章节。

事实上,CT随访观察并非评估肺部磨玻璃结节动态变化的最佳手段。CT只是后知后觉的、宏观世界影像学改变,而结节内部、微观世界的分子结构及相应信号通路变化是早于CT改变出现的。结节的CT影像学改变与病理性质并不总是相互印证的,相关性存在但并非绝对一致。科技的限制决定了目前临床上只能无奈、被动地广泛采用CT来管理肺部结节,其实CT影像学改变的特点隶属于宏观角度、被动发现,存在滞后效应。

液体活检的技术正在发展中,包括循环肿瘤细胞(CTC)、ct DNA、DNA甲基化测序、肺癌7种抗体等。如果我们能够发现血液中某种特定分子标志物,能够早于影像学CT改变,察觉肺部磨玻璃结节病理性质的变化,那么手术与CT随访的争论也就烟消云散了。根据理想的血液标志物,在AIS刚刚转变为MIA的时候,也就是在其从良性阶段转变为恶性阶段的时候予以手术处理。这样既不需要考虑过度治疗的诟病,也符合早诊早治的肿瘤原则,两全其美。但到了那个阶段,AIS、MIA、IAC的分类方法也许就淡出了历史舞台,取而代之的是精准的分子分期。在特定高危因素的分子特点下,无论肿瘤处于AIS、MIA、IAC的哪个阶段,都推荐手术。

因此,我们认为科技是不断进步的,应该以发展的眼光来看待肺部磨玻璃结节AIS的问题,以哲学的态度来对待AIS手术与随访的争论,这样患者的利益才可以实现最大化。

(5) AIS患者往往缺乏对疾病的了解,心理压力过大,即便对此有了深入学习,仍然对存在的诸多不确定性充满困惑与纠结,从而严重影响生理健康。心理压力与生理健康相互影响、交相呼应,往往会成为工作与生活中的"心病"。针对AIS的诊疗策略,应该不仅仅着眼于客观上疾病的发展规律,也应该重视患者心理因素及主观感受。综合所有影响身心健康的因素,充分制订相应的策略,才是最好的应对方案。

我们并不认同肺部磨玻璃结节 AIS 患者的手术操作属于过度治疗。如果此过度治疗成立,那么在无法百分百确定 AIS 的诊断时,医生的建议会更加保守,直至该病灶出现明显进展,出现 IAC 明显征象时才建议手术,这并不符合肺癌早诊早治的原则。我们也不认同 AIS 患者必须立即手术,这又犯了"宁可错杀一千,也不放过一个"的激进主义错误。在 AIS 患者的诊疗策略里,我们需要辨证分析该磨玻璃结节的大小、形态、密度、所处位置、是否多发等细节综合判断,给患者合理的建议。早诊早治与过度治疗是一对辨证矛盾体,二者之间所谓度的衡量,也是为了考虑患者的切身利益。

因此,恰如上海市肺科医院胸外科对肺部磨玻璃结节 AIS 诊疗策略的态度:8 mm 以上,位置处于边缘优势部位,手术创伤很小,心理压力极大,主观意愿开刀,满足以上条件可以医患共同决策,考虑微创单孔手术的治疗。

(6) 早诊早治、过度治疗理念碰撞下的哲学认知。

客观上:AIS 是术后病理学诊断,处于肿瘤的良性阶段,影像上多为肺部纯磨玻璃结节,手术前只能依靠经验判断,存在误差。AIS 大多数发展缓慢,惰性生物学行为,往往呈 3~5 年增长 1~2 mm 的"龟速",甚至更慢。这就使得患者选择手术的窗口期大为延长。AIS 随访观察动态变化,在其出现适度增长及密度增高的时候进行手术是可以选择的一种方案,尽管有可能出现病理升级、变为恶性阶段,从大概率而言,属于相对安全,但对于少数生长过快的患者也需留意进展。临床上的确有少数磨玻璃结节呈现快速生长,与构成该结节的基因种子不同有关,在初始的基因分子构成上就存在差异,例如 *Kras* 基因、*ALK* 基因等。CT 随访存在辐射累积效应,适当拉长随访间隔是必要的:半年、一年、一年半、两年,在没有变化的前提下适当拉长,减少辐射伤害。手术的选择最好个体化制定,位置边缘、8 mm 以上、单孔微创是手术的有利条件;高龄、基础疾病众多、位置中央是随访观察的有利因素。

主观上：医生尊重患者意愿，遵循临床指南，严格把握肺部磨玻璃结节手术切除的指征；在早诊早治与过度治疗的天平上慎重斟酌，以对患者最小的伤害代价来解决问题，实现患者利益最大化；患者理性对待 AIS，心不要太大也不要太小，既不能置之不理，也不能如坐针毡。既怕手术伤害又怕 CT 辐射，属于典型的"前怕狼后怕虎"焦虑心态，切记两害相遇取其轻的原则。随访需要定期，选择需要果断，相信大概率事件，理解小概率案例，从容不迫地去面对手术与随访的困惑争议。

总之，肺部磨玻璃结节，如果倾向 AIS 的诊断，由于其被新划分为肿瘤良性阶段的特点，那么手术与随访的争议就会随之而来。我们认为这是一个客观与主观相结合的哲学问题，并非简单的开刀与随访的选择。引用国外学者 Detterbeck 的观点"现实是，我们都像盲人一样，试图刻画一个我们无法完整观察的实体，我们必须小心，不要过分强调某一特定的观点，也不要过分从特定的观察中得出结论"。引用国人的古老智慧，也就是"盲人摸象"的故事重现，虽争议不断，众说纷纭，但我们都距离真相更近了一步！

第五，其他影响开刀与随访策略选择的因素

（1）年龄因素：鉴于磨玻璃结节腺癌的惰性生长，每个阶段之间的过渡时间因人而异，个体化差异明显。因此对于高龄患者，开刀要慎重，充分考虑该肿瘤的惰性生物学行为。一般预计能存活 10 年寿命以上的高龄患者可以结合患者意愿考虑手术，但具体情况需要详细分析该磨玻璃结节所处的病理阶段、结合患者的身体状况与预期寿命，详细地进行医患协商。对于年轻患者，考虑的应该是在什么样的时机进行开刀。随访是相对的，开刀是择期的，只要是在转移成功之前的阶段切除病灶，就基本上得到了根本治愈。而考虑到各阶段之间的差异，一定时间内的随访观察也是可以选择的方案。

（2）具体位置：位置边缘的磨玻璃结节属于优势部位，往往可以通过单孔微创胸腔镜手术局部切除得到治愈，对患者的损伤很小。因此优势部位的磨玻璃结节，在权衡开刀与随访的争议策略中，无疑是倾向手术的一个考虑因素。手术的创伤大小本身就是开刀与随访争论的重要衡量因素,而微创手术也并非代表无创,会带来相应的损伤、不适,带来的收益与风险都需要与患者充分沟通,知晓利弊,合理做出选择。

(3) 开刀窗口期:开刀窗口期长,避免影响工作生活轨迹。大多数磨玻璃结节属于惰性生物学行为,生长缓慢,可选择的开刀窗口期比较长,尤其是直径较小(8 mm 以下)、密度淡薄(CT 值为 -700 左右)的阶段,随访是相对安

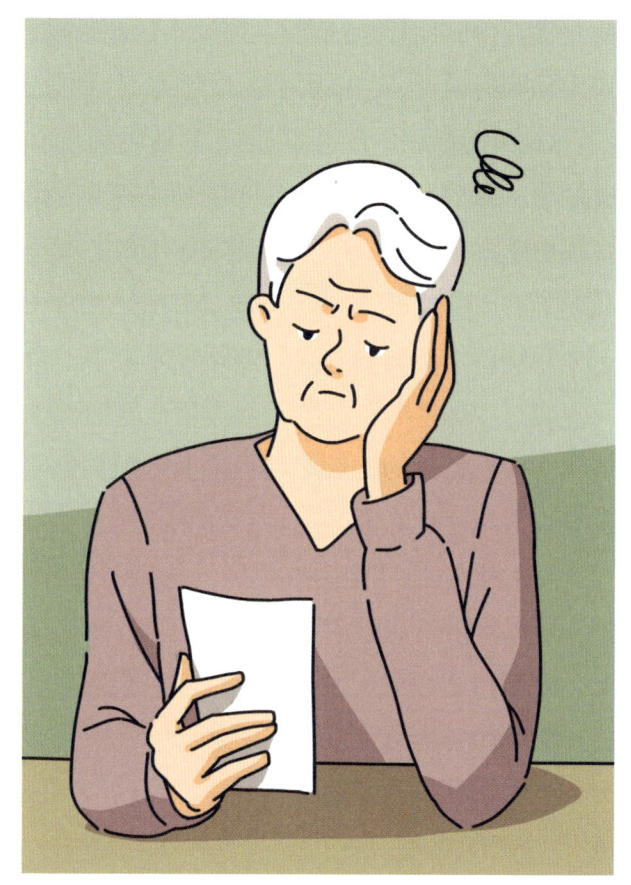

全的。在开刀的选择上,除了结合影像推测病理,不影响工作、生活轨迹也是值得考虑的人文因素。即便选择了开刀,在具体的手术日期上不必过度拘泥,规划好自己的工作学习计划,在最闲置的日子里轻松地择期手术。

(4) 心理因素:首先患者需要端正心态,认识到惰性肿瘤的生物学特性,避免过度的心理压力。其次,对于那些反复纠结、心理压力过大的患者而言,尊重患者的意愿,在符合诊疗原则的前提下,医患共同协商,决定治疗方案的选择。

(5) 多发磨玻璃结节开刀要慎重:多发磨玻璃结节存在不同之处,手术无法解决所有病灶,因此适当时间的随访应该成为首选。根据影像推测病理,存在明显的手术指征时,再进行手术,手术以切除主病灶为主、兼顾次要

病灶,综合肺功能保留情况。剩余小的磨玻璃结节继续随访观察,如果在未来出现明显增大、实变,那么二次手术、分期分批,也是可以选择的方案。

(6) CT随访的注意事项:CT随访频率不能过勤,需要注意CT辐射引起的累积致癌效应。每2 500例肺癌筛查患者中,会有1例癌症患者死于CT辐射。一般而言,6个月随访没有变化,倾向1年随访;一年随访没有变化,倾向一年半随访。对于AIS、MIA,术后3～5年之内建议降低复查频率,甚至可能不需要复查。我们推荐术后半年、2年、4年的间隔复查,之后3～5年复查。中国地域医疗资源分配存在差异,从业人员良莠不齐,这是真实世界目前无法逾越的沟壑。建议CT的随访复查选择在权威的三甲医院,且最好存有电子化影像数据,方便前后对比。

(7) 消融、立体定向放疗是无法开刀的补充:对于无法开刀的患者,消融、立体定向放疗也是有利的治疗策略补充,详见后面章节。

影像推测病理是诊断依据,但存在误差,必要时多学科会诊(MDT)与人工智能相结合阅片。医患共同决策是开刀与随访争论的解决策略。有理、有利、有节是患者的六字箴言。有理(客观指南依据)、有利(患者利益最大化)、有节(适度)!

第 7 章
磨玻璃结节医患共同决策之临床意义

一、什么是医患共同决策

医患共同决策(shared decision making,SDM),顾名思义是指患者和医生一起参与治疗决策,是一种医生和患者共同参与的、经医生向患者充分告知不同治疗方案的利弊,结合患者的个人情况而共同制订治疗策略的新模式。SDM 不仅对很多患者来说相对陌生,甚至对很多医生来说也是不熟悉的,因为它与传统的治疗模式不同。

1982 年,美国总统生命伦理委员会首次界定了 SDM 的含义,医护人员要善于识别并满足患者的需要,尊重其选择偏好,患者也要勇于清晰表达愿望,共同寻求治疗共识。1988 年,SDM 的概念被大连医

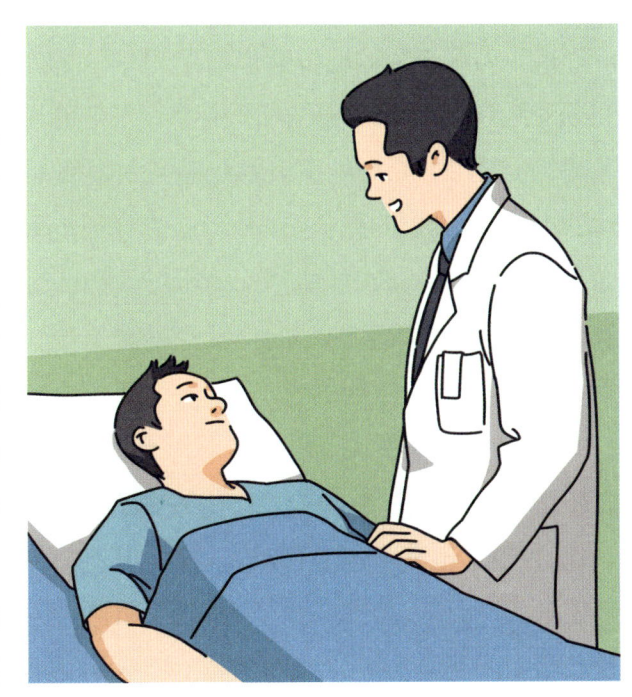

科大学的赵明杰教授引入到国内。

1. 中国传统治疗模式下医生的主导地位

在旧时代的中国传统医学采用的是与现在完全不同的治疗模式,鲜有患者参与治疗决策的案例,在治疗决策过程中通常由医生占据主导地位。中国古代医生的社会地位并不高,医术水平良莠不齐,行医技术主要靠师徒传承,而患者主要根据声名和口碑挑选医生,这看似毫无规范,但是看看当时治疗失败后医生的下场就知道了,实际上要求是极其严格的。民间医生出现误诊或治疗失败的,轻则身败名裂丧失行医资格,重则有牢狱之灾或杀头之罪,皇家太医因诊治失败被革职、流放,甚至杀头的不在少数,而医师通常是不会有太多辩解机会的。这种严格的道德和礼教制度也使医师十分爱惜自己的声誉,而失去声誉的医师则面临着被淘汰出局的风险。患者在挑选医师看诊时只会选择声誉和口碑较好的医师,可以说古代的医疗行为是建立在信任的基础之上的,虽然患者有挑选医师的权利,但是在治疗方案的决策上则没有太多话语权,通常是照单抓药,他们跟现在的部分患者有类似之处,就是只关注治疗结果。古有华佗为关羽刮骨疗伤的传说,体现了传统治疗模式下医者医术超群而患者绝对信任的完美医患关系,但也不乏像扁鹊一样制订"六不治"规则的医生。有兴趣的朋友可以去仔细了解一下"六不治"的具体内容,总结下来就是避免为蛮横不讲理、偏信鬼神、重财轻视身体、饮食药物挑剔的患者治疗,因为治疗可能无法顺利进行,以及避免为气血错乱、病入膏肓或身体孱弱不能服药的患者治疗,其目的是避免因患者自身因素导致治疗失败的结局。无论哪种情况,在选择用药和治疗决策过程中,都是医生作为主导的。

2. 传统治疗模式下患者的别无选择

这种由医生主导的医疗模式在中国乃至世界范围内都是最主要的决策方式,当然这是有一定的原因的。首先医学是一门相对复杂的学科,即使在目前教育广泛普及,网络科普逐渐盛行的情况下,医学对于普通人来说依然是一门无法完全理解的、遥不可及的"神职"领域。在封建社会时期,旧时代的医学更多起源于神学、巫术,疾病被认为是一种邪恶力量的作用或神的惩罚,医生也并不仅仅负责治病,通常还担任巫师、牧师或部落首领的角色,这使得医生除了医学本身之外还具有一定的神秘性和权威性,普通人通常无法真正理解疾病原理和过程。中医博大精深,在几千年的历史中有《黄帝内经》《本草纲目》《伤寒杂病论》《千金要方》等医学典籍,医生除了要熟悉各种药物的属性,对药物进行灵活搭配和剂量调整外,还要通过望闻问切的诊疗技术分析、诊断疾病。因此良医的养成通常需要多年的学徒培训和临床实践,所以古人有"医不三世,不服其药"的谚语,即行医不超过三代人的,不敢服用他开的药方,足见医学之复杂。这使普通人很难理解复杂的药物处方,更不用说复杂的经络、穴位等理论知识了,因此患者通常只能按照医生的处方抓药,很难参与到用药调整和治疗决策中。此外,受限于当时医疗技术,很多疾病的治疗方式是相对单一的,并没什么选择性,因而这种医生主导的治疗模式也就不难理解了。随着当今社会教育的普及,以及医学的科学化、信息化、多样化发展,医学对普通大众不再神秘,大多数人也掌握了基本的医学常识,患病后可以选择的治疗方法也多样化起来,因而这种医生主导的治疗模式正在逐渐发生转变,患者能够结合自身的社会心理,越来越多的参与自己疾病的治疗决策中,SDM 模式才有了更重要的意义。

二、当今时代背景下医患共同决策的必要性

1. 医学知识的普及增强了患者在治疗中的参与意识

在当今时代背景下医生和患者双方的角色都已悄然发生了转变,医生虽然具有神圣的职责,但已不再绝对权威,而患者本人在治疗过程中的参与意识和需求逐渐增强。在教育的普及和医学知识的科普过程中,患者可以从网络或专业期刊中获取需要的医疗信息,不乏患者携带着最新发表的论文到门诊与医生讨论相关治疗方法的可能性。而就医的便捷也使得部分患者可以同时挂多个专家号进行横向对比,患者并非信任所有的医生,而是会根据自己对疾病的理解和与医生的沟通过程来选择自己认为可靠的医生进

行治疗,医生在患者眼中并非绝对权威不可挑战。为了提高广大民众的健康意识,我们的社会也一直在致力于医学知识的科普,这使得大多普通人也能对医学有基本的认识。因此在患者眼中医学和疾病已不再神秘,患者不再盲目地遵从医生的治疗方案,而是开始根据自己的认知,尝试理解自己的疾病和治疗方案选择的依据。虽然在这个过程中,医生依然主导着治疗的方向,但是患者更多的希望与医生进行病情的探讨,从医生那里获得疾病的信息,并在医生的指导下有倾向性地选择更加适合自己的治疗。例如,某三甲医院门诊和住院患者的统计显示,92.9%的患者愿意医生在制订诊治方案时征求自己的意见;95%的患者希望了解疾病治疗的最好信息,而仅有46.2%的患者达到了目的,这说明患者希望自己理解疾病并参与治疗的需求较高,然而大多数却未能得到满足。随着患者在治疗过程中参与意识的增强,医生也逐渐认识到与患者进行共同决策的重要性,在SDM模式下,医生不再高高在上,而是耐心地以一种更加平等的身份提供患者所需的信息,让患者理解自己的疾病并参与到自己的治疗当中,患者的客观要求和主观意识在一定程度上影响治疗方案的选择。

2. 现代医学的知情同意权以患者为主体

法律赋予的知情同意权从本质上要求患者参与治疗的决策。患者的知情同意权要求医生所制订的治疗方案必须在患者充分理解并授权同意后才可实施。最理想的情况是,患者具备基本的医疗知识,能充分理解医生所提供的各个治疗方案之间的利弊,并在医生指导下做出最适合自己的选择。在这种情况下,实际上患者才是治疗过程中的主体,医生仅仅负责提供信息以及治疗方案的实施。这使医生在医疗过程中更像是提供服务的乙方,而患者是提供诉求的甲方,忽视甲方的诉求,未在沟通的基础上取得知情同意的医疗行为将带来巨大的纠纷隐患,而其代价有可能是高昂的。当然患者也应当注意到医学是一门现代科学,在参与医疗决策的过程中忽视科学性提出不切实际的要求,或无视医生的合理建议,一意孤行选择明确不适当治疗方式的行为,也是会被医生劝阻的。

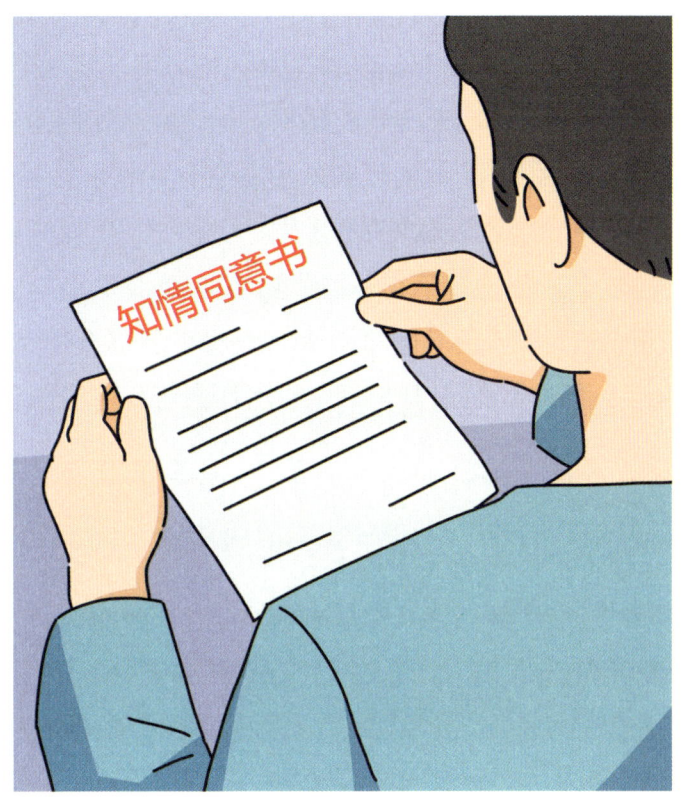

3. SDM 模式有利于重建信任，规避医疗纠纷

当今社会的医患关系更加复杂，患者在与医生充分沟通后参与决策，有利于规避潜在的医患冲突。由于医学知识的普及、大众健康意识的加强和患者对疾病认识的深入，患者在疾病的早期就能自己发现问题并主动就医治疗，这在一定程度上提高了疾病的治愈率。然而这种大众的觉醒同时也带来了一定的问题，由于医学本身的复杂性，患者对疾病的认识通常还是比较浅显和局限的，有时仅仅来源于网络上的只言片语。因此患者对疾病的理解通常是不全面的，与医生的专业认知存在一定偏差，这种偏差可能导致患者对正确的医疗行为不能够完全理解，尤其在治疗不顺利或疗效达不到预期时，这种误解会导致患者情绪的激动和医患矛盾的升级。例如，大多患者对血栓引起脑卒中的认识更多，而对抗凝药物引起的出血风险认识不足，房颤患者和医生能接受的 100 例患者 2 年中发生脑卒中的次数分别为

1.8次和2.5次,而患者和医生能接受的100例患者抗凝治疗2年中发生出血的次数分别为17次和10次,患者更关注卒中的控制而忽略出血的风险,医生则更加清楚出血风险带来的严重后果。加之在中国特有的医疗体制下,医院与药物和器械公司之间的复杂关系,医生这个职业被掺杂了更多被诟病的经济利益,更加剧了医患之间的矛盾。在这种医疗背景下,医患之间的信任变得岌岌可危,在这种情况下医生更有必要花费足够的时间,采用SDM模式与患者进行深入的病情沟通,从而使患者理解医疗行为的合理性和必要性,建立医患之间的充分信任,这对于避免潜在的医患冲突至关重要。

三、肺部磨玻璃结节采用SDM模式的意义

1. 令人"恐慌"的磨玻璃结节到底是什么

GGN指的是肺部结节的一种,在CT影像上表现为覆盖在支气管结构及肺结构上,密度轻度增加,呈云雾状或磨砂玻璃样的模糊结节,通常不掩盖正常肺结构和组织。

大家之所以对GGN恐慌,主要是GGN的普遍高发。据统计,我国CT筛查发现GGN的概率为8%~10%。以往认为吸烟是肺癌的高危因素,但是GGN却与吸烟不相关,很多从不吸烟的女性GGN的发病率甚至高于吸烟男性,你完全无法通过不吸烟来预防GGN的发生,这给很多患者带来一定的恐慌。更令患者紧张的是GGN恶性的概率甚至高于实性结节,据统计实性结节的恶性率仅7%,而pGGN的恶性率为18%,部分实性结节的恶性率为63%,大于2cm的GGN恶性程度甚至高达80%。然而大家不知道的是,很多GGN并非需要立刻手术治疗,定期随访等CT有变化再手术也是一种选择。而部分接受了手术诊断为肺癌的GGN患者,绝大多数是最早期的肺癌,pGGN和mGGN 5年生存率分别为100%、96.2%,均高于实性结节的72%,术后基本达到治愈。因此,GGN患者大可不必过度恐慌,只要在医生的指导下对结节进行规范的随访和治疗,是不影响寿命和健康生活的。

病理学上，WHO 将 GGN 中的癌前病变分为不典型腺瘤样增生（AAH）及原位腺癌（AIS），均属于良性疾病。将恶性的肺腺癌分为偏早期的微浸润腺癌（MIA）和最终的浸润性腺癌（IAC）。病理分类反应了 GGN 在微观上的逐步进展过程，由良性的癌前病变 AAH 逐渐发展为 AIS，再进展为 MIA 最后直至 IAC。这种病理的微观进展在 CT 影像学上也表现出逐渐变化的过程，密度较低的 pGGN 主要病理类型是 AAH 和 AIS，随着结节的继续生长，少部分 pGGN 的密度逐渐变高直至出现少量实性成分，结节渐渐进展为 MIA 和 IAC。mGGN 通常为 pGGN 逐步发展而来，结节中央开始出现实性成分，这类结节的主要病理类型为 MIA 和 IAC。理解 GGN 在病理和影像学上的变迁过程，有助于我们更好地从整体上去把控 GGN 治疗决策的关键点。

由于 GGN 的复杂性，在整个诊疗过程中涉及多个学科的内容，包括影像学、外科学、病理学、心理学、社会学等，患者靠自己无法获得全面而专业的信息来帮助自己做出决策。因此，在这些过程中需要医生与患者进行充分的沟通，同时提供患者所需要的信息，来协助指导患者根据自己的情况选择适合自己的解决方案，而这就是 SDM 治疗模式的本质，以下内容我们将针对 GGN 处理的各个环节，探讨 SDM 模式在 GGN 处理过程中的实践意义。

2. 如何决断是否应该手术

（1）患者应在医生的引导下进行 SDM 模式的交流：患者发现 GGN 后来门诊通常询问的第一个问题是要不要立刻手术切除，这是患者迫切想要搞清楚的。其实关于肺部小结节的处理，上海市肺科医院 2018 年就制订了大部分医生认同的意见共识，详细描述了各种肺部结节的处理流程，医生看到结节的形态大小和位置后，根据专家共识的流程可以很容易找到类似结节的推荐处理方法。而经验丰富的医生对 CT 图像进行简单分析，结合自己心中的思维线路图，很快就会有一个倾向性意见，而这仅仅是基于疾病本身所做的理论最优方案。然而，事实情况却是每个人的身体状态、经济情况、社会关系不尽相同，每个人的性格特色和思维方式也千差万别，对手术的担忧或随访中焦虑感的承受能力也完全不同。要把患者的这些情况了解全面，并向患者解释清楚可不是几分钟就能解决的，医患双方经常在关于结节拉锯式的交流中陷入逻辑的混乱，那么作为患者如何快速有效地跟医生进行沟通，了解自己的疾病并选择适合自己的治疗方案呢？按照 SDM 的医疗模式，我们首先应该听取医生对 GGN 的评估结果和初步的建议，其次再询问医生可能的备选方案，以及各种方案之间的利弊，最后才能结合自己的身体、心理等状态做出适合自己的选择。

（2）协助患者理解 GGN 知识要点：关于是否选择手术，为了方便患者们更好地理解医生做出选择的依据，我们先来初步了解 GGN 共识中哪些结节是有手术指征的。首先所有在随访过程中稳定增大或密度、实性成分增加的 GGN，说明肿瘤在进展，一般都建议手术。根据 CT 特征考虑病理学为 AAH 或 AIS 的 GGN 通常为 pGGN，一般仅在直径≥8 mm，在随访中严重焦虑影响患者生活质量，且位于肺外周可行楔形切除或亚肺叶切除时才考虑行手术治疗。CT 特征考虑 MIA 或 IAC 可能性大的 GGN，在至少随访一次后无变化且无手术禁忌的情况下，也建议行手术治疗。然而，准确的病理学分类需要肺组织活检在显微镜下才能确定，通常 GGN 比较小并不适合进行穿刺活检，因此 CT 特征是医生判断病理类型的主要依据，如直径、实性成分大小、密度、血管形态改变、胸膜牵拉、支气管充气征等。医生需要多年的经验才能根据以上特征进行综合判断，患者不可能完全掌握，但为了更方便大家简单理解，我们总结几个主要的指标以供患者快速了解 GGN 的严重程度和手术指征。对于 pGGN 最主要的两个因素是直径和密度：首先是直径，小于 5 mm 的 pGGN 通常是 AAH，大于 6.5 mm 边界完整且出现血管形态改变和空泡征则是 AIS 的可能性较大，大于 10 mm 的 pGGN 可能需要考虑 MIA，大于 15 mm 可能为 IAC。其次是密度，低于 -700 HU 的 pGGN 病理为 AAH 的可能性更大，大于 -632 HU 可能为 MIA 或 IAC，而大于 -472 Hu 则考虑 IAC 的可能较大。

对于含有实性成分的 mGGN 来说,医生通常建议行手术切除,因为这类结节 AIS 的比例仅为 12.8%,恶性的 MIA 和 IAC 占绝大多数,但这部分结节的预后也有区别,最主要的影响因素是实性成分的大小,通常使用实性成分和结节直径的比值(CTR)进行分类研究。研究证实随着 CTR 值的升高(代表实性成分的增加),IAC 的比例逐渐升高,患者的 5 年生存率逐渐变差。其中 CTR≤0.25 时,预后较好的 AIS 和 MIA 的比例占 70.68%,而 0.75<CTR<1 时,无 AIS 患者,而 MIA 也仅占 5.4%,IAC 占据了大多数,CTR≤0.5 时 5 年生存率接近 100%,而 CTR>0.5 时生存率大约为 92%。因此随着实性成分比例的增加,肿瘤的风险也就越高,做选择时应当更加积极的选择手术治疗。当然,科普的意义并不是让大家根据以上内容自行对号入座,然后自行制订治疗方案,而是为了让大家更易理解,仅选择主要的重点向大家介绍,并不能完全涵盖所有细节。科普的真正目的是让大家能更加了解医生做方案选择的依据,从而能更顺畅地与医生进行病情的探讨。

(3) 个人特殊情况影响 GGN 治疗决策:通过以上介绍,我们已经对 GGN 的手术指征有了大概了解,内容适合大部分结节患者,然而结节并不等于患者,结节仅代表疾病本身,而患者是一个社会个体,各个患者之间的身体、心理、家庭、社会因素千差万别。SDM 在此处的意义就在于,符合手术指征的患者不代表必须手术,除了手术还可以选择随访或消融治疗、放疗等其他治疗,何时选择手术、何时应该避免手术是部分患者面临的重要难题。在符合以上手术指征时,如无特殊情况可能大多数患者会按照医生的推荐进行手术,若患者遇到身体、心理、家庭、社会因素等情况不适合手术时,患者需要就自身情况与医生进行充分沟通,了解手术和备选的非手术方案之间的利弊关系,做出适合的抉择。

例如,患者因身体原因,比如冠心病、肺功能不全、脑梗死等基础疾病,使患者无法耐受手术或手术风险过高时,需要由患者及其家属共同商议决定。医生必须告知患者手术的风险和获益,以及不手术可能面临的后果,根据患者基础疾病的严重程度、患者的预期寿命、结节对寿命时间的影响、患者及其家属的治疗意愿等，与家属进行沟通和协商。若患者基础疾病较重预计短期可能死于基础疾病，而结节仅为 pGGN 结节预计生长缓慢，短期内不影响患者生存，且患者及其家属治疗意愿不强，则可能最终选择非手术的保守方案。如果患者的基础疾病尚可接受，预期生存期可能为 5～10 年，结节比较严重如不处理，可能在 5 年内危及患者生命，如患者治疗意愿较强，则可能选择在手术风险可控情况下进行手术治疗。

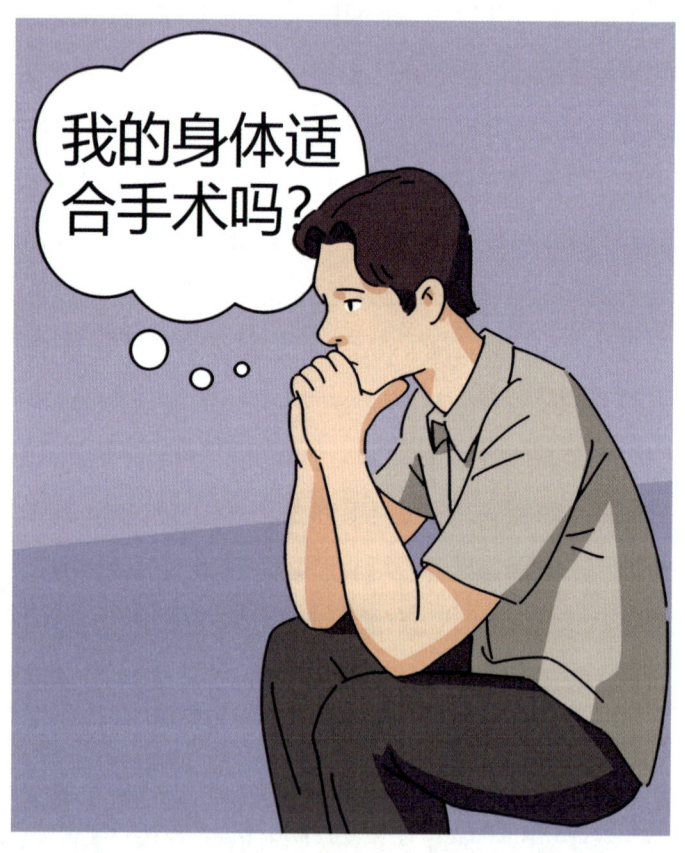

（4）个人心理和社会因素影响治疗决策：除了患者自己的身体状况可能影响治疗决策外，患者的心理和社会因素也可能影响最终的治疗决策。例如，对于直径较小的 pGGN，一般考虑为 AAH 或 AIS 等早期病变的可能性大，医生在评估影像学无高危因素且随访无明显增大时，根据尽量减少创伤的原则可能不会建议手术，而是推荐继续随访观察。但是部分患者可能基于自身特殊情况，积极要求选择手术方法处理结节，最常见的是心理压力过大，担心结节有可能是 IAC，或随访过程中发展为 IAC 延误治疗，部分患者可能因此寝食难安严重影响正常生活和工作。也有部分患者因特殊工作安排或备孕等，预计较长时间内无条件或无法进行 CT 随访，担心在此过程中结节进展延误治疗。在这种情况下，根据 SDM 的治疗模式，医生有必要向患者告知备选方案以及利弊关系。首先患者需要了解的是，直径较小的 pGGN 进展极其缓慢，在 5 年内发生增长的比例为 10%～13%，这些结节发生增长平均时间为 854 天，体积扩大一倍所需的时间大约为 1 448 天，也就是 4 年时间增大一倍，即增长概率低、增长速度慢。此外，即使结节增长了就一定是延误病情治疗了吗？研究发现影像学表现为 pGGN 的患者，病理学为 MIA 或 AIS 不影响预后，两者的 10 年生存率均为 100%，也就是说即使 pGGN 结节随访中进展增大了，由 AIS 变为了 MIA，及时手术依然不影响生存。可见 pGGN 进展非常缓慢，且预后效果较好，即使随访中有进展，再及时手术并不影响生存，因此在初步沟通后如患者能克服心中恐惧，医生依然建议患者推迟手术的时机。

虽然有以上的一些研究支持，但医学依然存在着一定的不确定性。例如，极少数结节进展迅速并发生转移，或结节增大后需要扩大切除范围损伤更多肺组织等，但相对来说这种风险的概率较低并且在可控范围之内。如患者了解以上情况接受暂不手术的选择，并充分理解因此所带来的隐患，那么换来的可能就是暂时避免的手术痛苦和手术对生活的影响，获得更加健康有质量的生活。但倘若患者拒绝接受随访的不确定性，或者部分患者因结节的存在已严重影响健康的生活和工作，坚持要求立即手术，医生也需要充分告知手术的风险，如术中出血、麻醉意外等，以及术后出现伤口疼痛、慢性咳嗽、肺功能损伤等不良后果的可能。这类患者通常的解释是，结节反正是要处理的，现在处理掉结节，才能更好地进入后面的工作和生活，并因此减少了多次随访带来的麻烦和费用，避免了随访过程中结节进展所带来的风险。某种意义上来讲，这种理解也无法反驳，毕竟确实许多结节在随访之后依然需要手术,如何处理结节,患者具有自主选择的权利,医生更多地充当引导、解释和执行决策的角色来帮助患者,这便是 SDM 模式的意义所在。

3. 手术方式的选择

(1) 几种主要手术方式的区别:目前,胸腔镜下的微创切除手术是 GGN 治疗的主要方式,手术时间短、创伤较小,恢复也较快,单孔胸腔镜仅需要在胸壁做一个 3 cm 左右的切口即可完成手术,给患者带来更少的疼痛和更小的心理负担。因为 GGN 的预后较好,很少发生淋巴、血管或胸膜侵犯和淋巴结转移,接受肺叶切除术、肺段切除术和楔形切除术的患者 3 年无复发的生存情况相似,因此主要的手术方式是肺功能损失更小的肺段切除和楔形切除术。楔形切除较肺叶切除难度低、并发症少,而肺段切除难度较肺叶切除高、并发症较多,其优点是较楔形切除的切除范围更广,较肺叶切除保留更多肺组织,对术后肺功能恢复具有重要的意义。对于无实性成分的 pGGN 来说,手术方式更多的是根据结节在肺内的位置,对位于肺外周贴近胸膜的小结节来说,楔形切除损伤小,难度低,能保证足够的切缘距离,对直径较小、病理类型偏早的结节更为适合。而对于位置较深的结节,肺段切除在保留肺叶的前提下能保证更加安全的切缘距离,医生会根据结节的具体位置和肺段的血管支气管走形,分析患者是否适合行肺段切除。患者在此类结节手术方式的选择上并没有太多的选择余地,因为这更多地取决于结节本身的位置和医生在术中的具体情况,有时因结节位置靠近肺门还可能需要行肺叶切除术。需要患者参与 SDM 决策的可能更多的是含实性成分的结节以及病理考虑为 IAC 的结节。

(2) 早期 GGN 结节手术方式的几项重要研究:虽然亚肺叶切除术能保留更多的肺组织,有利于患者术后肺功能的恢复,但是在含实性成分的 mGGN 治疗中,亚肺叶切除一直存在一定的争议,前面已经讲过随着 GGN 直径的增加和实性成分比例的升高,结节的预后逐渐变差。含实性成分的 mGGN 浸润性腺癌的比例较高,按照标准应行肺叶切除术以保证根治,但是肺叶切除的肺功能损失较大。而部分研究证实,直径较小和实性成分较少的 mGGN 亚肺叶切除术预后并不低于肺叶切除,但并无确定的分界标准,因此关于此类 mGGN 手术方式的研究从未停止。从肺叶切除的效果来看,诊断为腺癌的结节中,直径≤2 cm 且 CTR≤0.25 的患者预后最好,10 年生存率为 94%;直径＜3 cm 且 CTR≤0.5 的患者 10 年生存率为 92.7%,效果都比较理想。而直径≤2 cm,CTR＞0.5 的患者 10 年生存率为 84.1%;直径为 2~3 cm 且 CTR＞0.5 的患者效果最差,仅为 68.8%。可见直径和 CTR 是两个影响患者预后的重要指标。最新的研究也证实,直径≤2 cm 且 CTR≤0.25 的患者行局部楔形或肺段切除手术,能达到接近 100% 的无复发生存,完全可以取代肺叶切除成为此类患者的标准术式。对于直径≤2 cm、CTR＞0.5 的患者肺段切除局部复发率为 10.5%,高于肺叶切除术的 5.4%,但是两者之间的远期生存效果类似,复发的患者再行肺叶切除术也能达到很好的预后效果。

(3) 患者如何参与手术方式的选择:尽管部分研究对 GGN 肺段切除的疗效进行了探索,对于 3 cm 以内的 GGN 也并非都适合行肺段切除术,目前得到大多数医生认可的标准是 CTR 比 GGN 的直径更加重要,3 cm 内的结节 CTR≤0.5,在保证切缘的情况下都可行肺段切除术,而直径＞2 cm 且 CTR＞0.5 的结节则不适合行肺段切除术。基于以上标准,对直径≤2 cm、CTR＞0.5 的结节患者来说,他们就面临着是肺段切除还是肺叶切除的抉择。通过已知的一些研究结果可以看出,肺段切除和肺叶切除可以获得同等的生存效果,但是局部复发率偏高,这对患者究竟意味着什么呢? 此时需要医生对患者详细解释两种手术方式的利弊关系。简单来说就是肺段切除保留了更多的肺功能,因为保留了肺叶可能有 10% 的概率出现肿瘤复发,复发如能及时治疗依然可以达到类似肺叶切除的治疗效果,但患者需要多承受一次手术或其他后续治疗的痛苦和费用,肺叶切除根治更加彻底,但弊端则是损失了更多的肺组织。

与前面是否选择手术时类似,患者的决策受到身体、心理、家庭、社会等因素的影响,事实上除了已经有明确研究证实的预后最好的一类结节(直径≤2 cm,CTR≤0.25),其他所有的 GGN 患者都存在抉择的问题,因为都存在肺段切除术后复发的问题。在医生充分告知手术方式本身的利弊之后,患者需要向医生陈述自己的具体情况和需求,以供医生协助其做出抉择。例如,有些患者本身患有 COPD 等基础疾病,而肺叶切除会损失太多肺组织,术后可能无法正常生活;有些患者从事体育运动,需要保留更多的肺组织维持体育生命;也有患者伴有肺部其他部位多发结节,希望尽可能多地保留肺功能以防未来其他部位也需行手术治疗。如果在了解肺段切除的弊端之后,当肺段和肺叶都可行时,医生可以为患者选择行肺段切除术。而另一些患者身体健壮,肺功能储备较好,行肺叶切除预计对术后生活影响不大,而患者本人又对肺段切除心存疑虑则可考虑直接行肺叶切除手术。同时,对一些医嘱执行困难,术后认为自己完全康复、无法保证戒烟和长期定时复查的患者,医生也可酌情考虑推荐其行肺叶切除术,因为肺段切除术后如未能定时复查随访,错过结节复发之后及时治疗的机会,将使治疗前功尽弃。

总而言之,GGN 按照直径和实性成分的比例依然可以进行分类,各类 GGN 的预后差别较大,选择楔形、肺段、肺叶切除手术方式,除了需要医生根据结节的具体位置和已有的指南、研究结果进行推荐,还需要医生根据患者的具体情况进行综合分析和判断。而因为 GGN 的种类和内容较为复杂,以上关于手术方式和选择的依据,大多患者并不能完全理解,仍然需要接诊的医生按照 SDM 的模式向患者详细解释,让患者在全面了解自己结节的性质和各种手术方式的利弊之后,与医生商讨做出最适合自己的决定。

4. 其他可能需要 SDM 模式的情况

发现结节之后选择随访时,不同的指南/专家共识给出的随访策略也存在一定的差异,以单发 pGGN 为例:NCCN 指南建议直径＜6 mm 者不需常规随访;直径≥6 mm 者则需在 6~12 个月后进行确认,未发现生长或实性成分改变,则建议每 2 年复查 1 次直至第 5 年。Fleischner 学会指南(2017 年)则建议部分可疑结节直径＜6 mm 者随访 2~4 年,若实性成分增大应考虑切除。肺结节诊治中国专家共识(2018年版)建议以 5 mm 大小为界进行分类观察：直径≤5 mm 者建议在 6 个月随访胸部 CT,随后行胸部 CT 年度随访;直径＞5 mm 者建议在 3 个月随访胸部 CT,随后行胸部 CT 年度随访;也有研究证实直径＜6 mm 的结节在稳定 5 年之后依然可能出现增长[19],而最新的研究证实 pGGN 需要平均随访 7 年才能有真正的增长,mGGN 平均需要 3 年就会增长。可见不同影像学表现的结节,预计的总随访时间和间隔复查的时间可能不同,过于频繁患者可能需要多承担一定的费用和辐射,而间隔过长则可能因结节生长过快延误病情,如何针对患者个人的结节和心理状态制定合理的随访策略,也需要医患双方通过 SDM 的模式共同决定。

此外,还有一些无法手术的情况,同样也需要通过 SDM 模式制订后续治疗方案。患者因心脑血管疾病等并发症无法耐受麻醉和手术时面临着抉择,是选择处理并发症后积极手术治疗,还是彻底放弃手术选择其他非手术方案治疗？这些需要医生评估患者的基础疾病严重程度结合结节手术治疗的效果以及患者的预期寿命、治疗意愿等,再协助指导患者制订方案。在多发 GGN 无法全部切除时,患者也同样面临着选择,是继续随访观察还是先手术切除较大的结节？随访过程中何时需要手术以及手术切除哪些主要结节？这些都需要综合医生的专业知识和患者本人的意见通过 SDM 模式来共同决策。选择非手术的治疗方案,患者也面临着多种选择,如立体定向放疗以及近些年提出的 SBRT,还有经皮 CT 引导下消融治疗等,各种治疗方式的优缺点,患者该如何抉择,涉及复杂的多个学科内容,需要医患双方按照 SDM 的模式进行充分的沟通后做出决策。

综上所述,SDM 模式是区别于传统治疗模式的一种新模式,这种模式下医患双方改变了角色,不再以医生为主导、患者被动接受治疗,而是转变为以患者为主导、医患双方以一种更加平等的方式进行交流沟通,医生以自己的专业知识告知患者各种治疗方案的利弊,引导患者做出适合自身情况的治疗方式的决策。这种模式在当今医疗环境复杂的背景下,符合患者知情同意权的本质要求,增强了患者参与自身疾病诊断治疗的意识,有利于建立更有效的医患沟通、重建相互信任,也有助于规避医疗风险和纠纷,是一种更有利的治疗模式。对于目前频率高发的GGN患者来说,结节的分类细致繁杂,涉及影像、病理、外科等多学科内容,又由于GGN总体治疗效果好,治疗选择更加多样化,患者治疗的要求也更高,患者在肺结节诊断和治疗过程中的多个细节方面都面临着重要抉择,却对结节和不同方案的区别认识严重不足。在这种情况下,以患者为主导的SDM模式能够更好地要求医生向患者提供所需的知识,加深医患之间的有效沟通,增强患者对结节和各项治疗方案的认知,面临抉择时能够更好的根据患者自身的情况和需求共同制订出最适合患者的个性化诊疗方案,促使医生提供更加优质的医疗服务,满足大众需求,值得进行规范和推广。

第8章

肺部磨玻璃结节患者的养肺秘籍

随着薄层胸部CT在体检中运用的增加和新型冠状病毒感染后人群中做胸部CT检查的比例增加,越来越多的人发现了肺部磨玻璃结节。在这些磨玻璃结节中,有部分属于早期的肺腺癌,对这部分患者,一般是8 mm以下的pGGN,他们并不需要立即做手术,目前主张以定期随访观察为主。门诊就诊过程中,这部分患者心中最主要的疑问就是:在随访观察过程中,我们在生活中需要注意些什么?吃的方面有没有什么忌口?那么我们现在就来解答这些患者心中的疑问。

一、戒烟——养肺的基础

对于吸烟的患者,首先要做的就是戒烟。烟叶燃烧的烟雾中有大量的多环芳烃等致癌物质,对咽、喉、气管、支气管等都有一定的刺激作用,会造成这些地方的细胞受损。如果受损细胞中的癌基因(又称转化基因)被激活,就会造成细胞发生癌变,那么正常的细胞就变成癌细胞了。对于已经发生癌变的细胞,这些致癌物质也会进一步刺激癌细胞的增殖和转移,加速癌症的发展。此外,吸烟不仅与肺癌有关,还与口腔癌、食管癌、胃癌、结肠癌和子宫颈癌等有一定的关系。

除了会引起癌症,吸烟也会持续损伤肺功能,一些患者因为长期大量吸烟,到发现肿瘤需要手术的时候,肺功能检查提示肺功能过差,导致其不能耐受手术治疗,这也是非常可惜的。

戒烟不是容易的事,但却是必须要做的事。首先要认识到戒烟的必要性,其次是要建立戒烟的信心。目前部分医院开设了专门的戒烟门诊,提供专业的药物和方法指导,只要想戒烟,就一定是可以成功的。

除了老烟民之外,不吸烟的患者要认识到"二手烟"甚至是"三手烟"(烟民抽完烟后残留在衣服、家

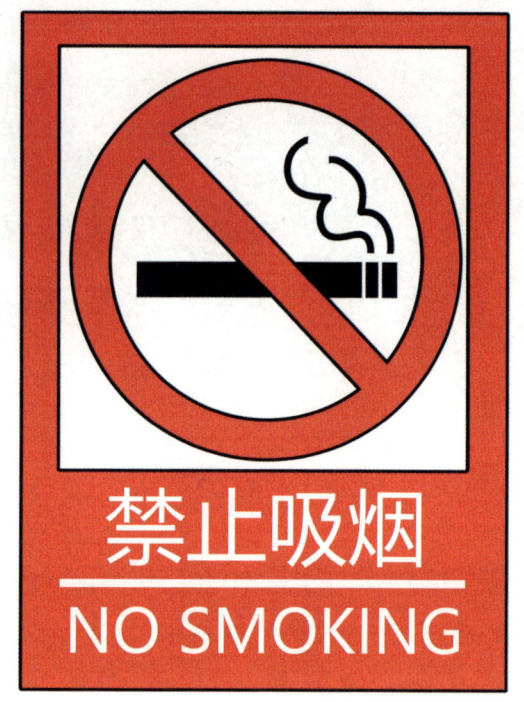

具、墙壁、皮肤等表面的烟草残留物,是抽烟产生的除气体之外的最后一种固体有害物质)吸入的危害。女性朋友常常是这一类受害者。如果是公司同事有吸烟习惯,可以善意地提醒他们不要在公共场所吸烟。如果是自己的家人,为了他们的身体健康,那就更加应该劝他们早日戒掉吸烟这个陋习。

二、粉尘、雾霾——隐匿的杀手

粉尘是空气污染的主要因素,也是我们肺脏健康的"大敌"。粉尘颗粒越小,危害越大。一般来说,直径大于 $10\ \mu m$ 的颗粒能够直接被我们鼻腔的纤毛拦截,而比这小的颗粒就很容易直接被吸入到肺中。如果颗粒再小一些,小于 $2.5\ \mu m$,它更容易在我们的呼吸道中横行无阻,进一步侵入肺组织中并沉积在那里。长久下去,我们的肺就会被蒙上一层灰尘,使气体交换受影响,进而引发各种呼吸系统疾病,甚至是肺癌。我们常说的雾霾以及

PM2.5指数指的是小于 2.5 μm 的颗粒浓度。颗粒浓度越高对人体的危害越大。

目前,肺癌与空气污染的关系已经被证实,但是我们却很难完全避免。对于生活在空气污染较重地区的人群来说,能做的就是密切关注空气污染指数,家中常开空气净化器,当空气污染较重的时候,避免或减少户外活动。

不仅雾霾会加重肺的负担,长期在粉尘环境中工作,粉尘颗粒的沉积也会造成肺组织损伤,最终可能发展成尘肺职业病。长期在粉尘环境里工作的工人,保护好自己的肺非常重要。第一,在参加这种工作之前,一定要经过严格的体检,凡是有严重的呼吸道疾病或者是肺功能不全的人都不能从事粉尘作业。在从事粉尘作业期间,也应该定期接受体检,以防肺部疾病的发生。一旦发现肺部异常要及时调离工作岗位。即使已经不再从事粉尘工作,也要继续进行体检追踪。第二,从事粉尘作业的工人,一定要做好防护措施,佩戴防尘口罩。第三,要加强锻炼,提高身体的抵抗能力,并做好个人卫生。

三、油烟——美味的代价

说到抽烟对肺的危害,大部分都知道,只是很多人控制不住自己吸烟的欲望。事实上,我们平时做菜时锅里散发出来的油烟,对人体尤其是肺部的伤害丝毫不逊色于香烟,而且油烟几乎是我们每天都会接触到的东西。近年来,女性不吸烟得肺癌的患者数量有明显上升趋势。经过临床经验分析,其源头很有可能就在厨房。

我国的烹饪方式以煎、炸、炒、烤为主,这些烹饪方式必然会带来很多油烟。高温产生的有毒有害物质也会损伤呼吸系统细胞,诱发肺癌。一些小的油烟颗粒通过呼吸作用被吸入到肺中,沉积在肺的底层,与肺泡的细胞膜结合成氧游离基(即氧自由基,是人类患病和衰老的根源),诱导基因突变,导致肺癌。无论是居家做饭还是饭店主厨,待在厨房里烧一顿饭,头上身上就全都是油,更别说肺了。我们的肺就像是一台从不清洗的抽油烟机一样,这些油烟沉积在肺中,迟早会使我们的肺发生病变。其实,一个家庭中受油烟侵害的不只是做饭之人,许多家庭的厨房跟客厅、卧室都是连着的,烹调的油烟如果没有及时排除,很容易对家里的孩子和老年人也造成影响。

想要最大限度地避免油烟的影响,首先在做饭时开油烟机是必须的,并且需要在整个烹饪过程中全程开启。除了炒菜产生的烟雾,天然气燃烧时也会产生大量的 PM2.5,如果不通过油烟机排出,这些污染物也会残留在室内。此外,改变一下烹饪的方式,多蒸、炖、煮,少煎、炒和油炸,不要等到油锅冒烟了才将食物下到锅里去,也可以采用"水炒"的方式,即炒到一半时在锅里加些水,盖上锅盖,减少油烟扩散到空气中。在炒菜时,打开窗户,保证通风良好。同时,经常做饭的人不妨戴个口罩,减少油烟的吸入。特别要注意的是,我们一定要注意定期体检,一旦发现问题要积极治疗。

四、房子新了,肺却病了

家居装修采用大量的合成塑料制品、化纤制品、黏合剂、油漆、涂料等作为家居装饰的材料。这些材料在装修完成的初期,尤其是装修后的前 6 个月会散发出大量甲醛、甲苯、苯乙烯、甲醇、酚、邻苯二甲酸二丁酯、氯乙烯、氡等多种有害物质,严重污染室内空气,对人体健康造成危害,尤其是对我们的肺造成很大的伤害。新装修房屋里最伤肺的有毒有害物质是甲醛。甲醛是一种无色的刺激性气体,能够通过呼吸道进入人体,对人体健康有很严重的影响,当达到一定的浓度时会使人恶心、呕吐、咳嗽、胸闷、气喘,甚至肺气肿。长期接触甲醛可以引起慢性呼吸道疾病,甚至引起鼻腔、口腔、鼻咽、咽喉、皮肤和消化道的癌症。

除了甲醛以外,新装修房屋里第二大伤肺物质就是氡。各位朋友可能对它不是很了解。氡没有颜色,也没有任何气味,往往是从花岗岩、水泥、黏土、砖瓦、石膏、煤渣等建筑装饰材料中释放出来的。氡是 WHO 确认的主要环境致癌物之一,是除吸烟外引起肺癌的第二大因素,也可导致白血病、

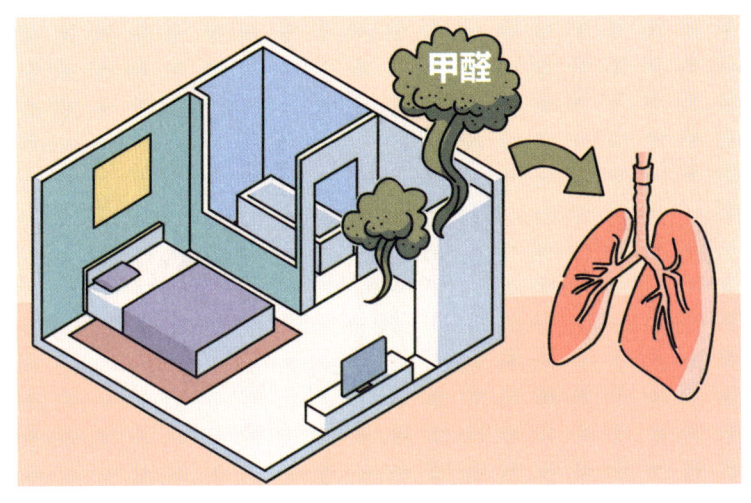

皮肤癌等其他疾病,其诱发肺癌的潜伏期大多都在 15 年以上。据统计,世界上 1/5 的肺癌患者与长期吸入氡有关。

一般来说,新房屋装修之后最好要晾半年左右,新装修房屋材料中的有毒有害物质对肺能够造成严重损伤,这绝对不是危言耸听,尤其是如果装修公司偷工减料,用的又是劣质的装修材料的话,后果就会更加严重。新房入住后也要多开窗通风,也可以购买带有除甲醛功能的空气净化器,实时检测空气中的甲醛含量。室内放置活性炭也可以对甲醛和一些有毒物质有吸附作用。

五、多休息,多锻炼,保持良好心态

当今社会,人们工作生活压力都很大,经常听到年轻人说"内卷"。为了应付繁重的工作和生活压力,人们经常休息不足,甚至熬夜,长期处在疲劳、精神不振的状态,心理状态也处于高压紧绷状态。长期如此,人体的免疫力就会随之下降,身体各脏器的抵抗力和协调性也会受到影响。免疫力降低后会造成机体对肿瘤细胞的抑制杀伤作用降低,进而发生肿瘤或造成肿瘤加速发展。通常来说,GGN 是惰性肿瘤,生长非常缓慢,但临床中确实碰到过这种早期肿瘤在一段时间内突然迅速生长的情况。这种情况都有一些明

显的诱因,比如有老年人帮子女照顾小孩,或家中新房装修,让自己在短时间内过度劳累,免疫力急剧下降。

生活中,我们要注意劳逸结合,身体是一切的基础,不要让自己的身体长期处于危险的边缘。良好的心态可以帮助我们应对生活中的各种让人不高兴的琐事,如果过于在意,整天郁郁寡欢,长此以往也容易生病。相信很多人都有过这样的体验:生气时,会感觉身体非常难受;而心情好时,会感觉神清气爽,身体非常舒服。其实,只要我们细心观察就会发现,凡是那些长寿的人,都是什么事都看得开的人;而因癌早逝的人往往是一些容易想不开、爱钻牛角尖、喜欢生气的人。医学领域也普遍认同生气容易导致癌症这一观点。概括一下会发现,肺癌是一种"气"出来的病,怎么理解呢? 首先,抽烟或被动抽烟时,烟气会通过呼吸道进入我们的肺;其次空气中的致病因子、做饭时的油烟气,也会通过呼吸进入我们的肺;最后,从心理学角度来说,长期处于爱生气的坏情绪中,也容易增加肿瘤的发生概率。所以说,肺癌是"气"出来的:一方面是有害气体,另一方面是坏情绪。除了上面说的"气"的因素外,人口老龄化、现代化、工业化、城市化、生活方式不良化和情绪化,这些潜在的因素都是导致肺病发生的主要因素,我们称之为"六化"。虽然老龄化和城市化这样的诱因不是一朝一夕一人之力可以避免,但为了保护肺部,我们自己还是有很多工作可以做的。只要我们找到伤害肺的元凶,我们就有对策来帮助自己保护肺。但首先你要对自己的肺重视起来。

此外,定期合适的运动,包括有氧运动和力量训练可以让心肺功能维持在良好的状态,经常深呼吸也可以帮助锻炼肺功能。很多人平时没有运动的习惯,出门都是坐车,上楼下楼也是电梯,能坐着不站着,能躺着不坐着,这样的习惯和生活方式会造成心肺功能的下降,身体肌肉的退化,其中也包括维持呼吸的肌肉。随着年龄的增大,如果不锻炼,这样的退化会更加明显,尤其是肥胖的人在上了年纪后经常会出现胸闷、气短的症状。

六、饮食

肺癌早中期,患者饮食应讲究"三高一低"原则,即高蛋白质、高维生素、高热量、低脂肪。患者应该多吃一些薏苡仁、甜杏仁、山药、大枣、香菇、核桃等能够增强人体免疫力和抗肺癌的食物。如果肺癌患者有咳嗽多痰的症状，则应该多吃一些有养阴润肺功能的食物，如白果、萝卜、橘皮、橄榄、冬瓜、罗汉果、橙子、柚子等。如果患者伴有发热症状，则应该吃一些有清热解毒功效的食物，如黄瓜、苦瓜、茄子、百合、柠檬、菠萝等。如果患者有咯血症状，应该多吃酸枣、杨梅、藕、菠菜、木耳等能够收敛止血的食物。

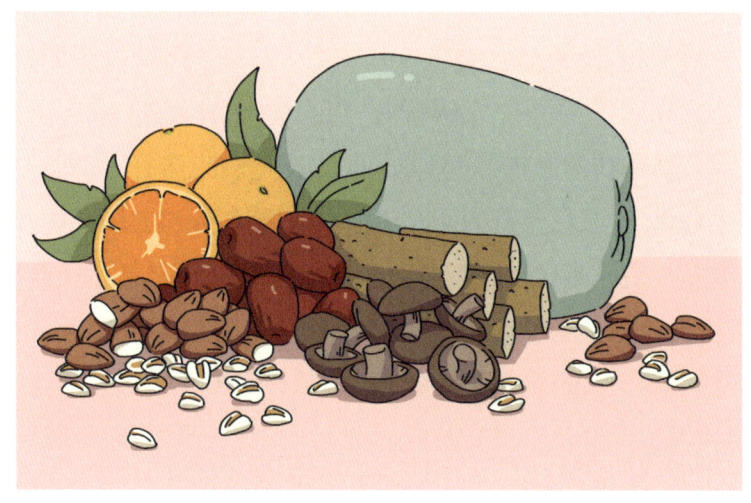

在化疗和放疗时期，患者的食欲会下降。这个时候除了输入一些营养液，患者饮食上应多以流食或者半流食为主。而且这个时期的患者多会伴有口腔黏膜发炎，甚至是口腔溃疡，严重影响患者的进食。这个时候一定要避免过热、过酸和刺激性饮食。要保持患者的口腔清洁，患者进食后要及时刷牙。

肺癌晚期，患者会出现发热、乏力等症状，身体也渐渐消瘦。此时的饮食搭配要注意多样化，不能偏食；切忌过饥或过饱；切忌食用肥腻味重的食物，以免导致食欲缺乏。无论是哪个时期的肺癌患者，饮食上都切忌"重口味"。

七、感冒，容易忽视的问题

很多人感冒了觉得没什么，发点汗就好了，殊不知这小毛病如果搞不好容易引发更多危险。感冒是上呼吸道感染的俗称,但它却不单单只是上呼吸道一处的问题。上呼吸道是人体的开口之一,向外它与外界环境直接接触,本身就容易受到外部细菌的污染;向内它连接身体各个重要脏器,如果上呼吸道没有起到把关的作用,外部细菌从这里长驱直入各脏器,对身体造成的伤害就可想而知了。上呼吸道的感染如果没有控制,就会继续向下呼吸道扩散,也就会产生肺炎。

在感冒的治疗上,我们需要形成科学的观念。很多人只要稍微有感冒的症状就开始吃药,认为感冒就是炎症,吃一些消炎药就能好的快,甚至有人平时在受凉或者是周围有人感冒时,自己也吃消炎药,认为可以预防感冒。这些观念都是非常愚昧的,消炎药的本质是抗生素,只有对这种药物敏感的细菌才有用。但是上呼吸道感染时的病原体不一定是细菌,大部分感冒的病原体其实是病毒,抗生素对病毒是没有用的,而且如果抗生素的种类选择错误,那么也不能对相应的细菌产生作用。盲目地反复使用抗生素会造成身体内的菌群失调,或者是让细菌形成耐药,再真正需要抗生素治疗时反而起不到效果。因此,在感冒症状轻微时,我们只需要多休息,多喝水,一般一周左右即可痊愈。如果症状较重,出现发热等症状,或者没有好转的趋势,那么最好到医院就诊,由医生给出专业的治疗方案。

前面说的是过度用药和过度治疗的患者,但也有部分患者对感冒过于轻视,生病了不休息,症状重的时候硬扛,导致上呼吸道感染发展成为肺炎。反复的肺部感染容易在肺部形成瘢痕,甚至产生肺纤维化,影响肺功能。

未来

遐想无限篇

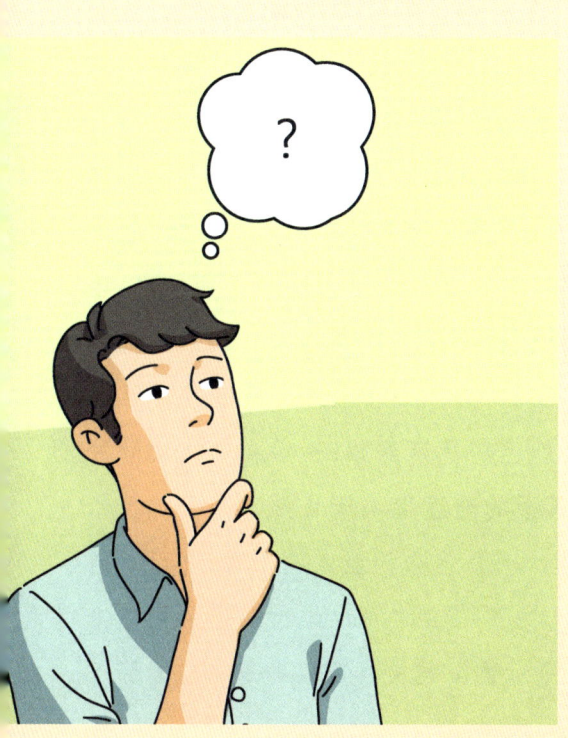

磨玻璃族人简史

寂静之地,暗黑无边,日月不存,星辰不在,古朴沧桑。

滴答,滴答,水珠敲打着地面,清脆的声音回荡在寂静的的空间。不知哪里来的金色光芒照亮了一切:这是一个奇异的洞穴,地面清洁整齐,四周的石壁乌黑发亮,空间宽敞无比。举目望去,看不到天空,上方唯有圆形、光滑的石壁穹顶。"又来了",一个黑袍老者嘴里喃喃道。

每过一定的周期,这暗无天日的洞穴就会有滴水的现象,随之而来的是金色光芒,自那石壁穹顶显现出一部天书。这部天书的金色字体,无风自动,随着水滴敲打着地面,字迹徐徐展开。

黑袍老者睁开了双眼,打量了四周,苦笑地自嘲:"这次不知道能持续多久,每次水满洞穴,天书暗淡,我便失去知觉;每次醒来,又是一次重复,不知道何时才能解脱,去看看洞外的世界。"在他的印象里,这种重复已经是成千上万次了。在这个诡异空间内,自己丝毫没有饥饿感,清醒的时候精神饱满,自由瞬移,唯独那坚不可摧的石壁能挡住他的去路。每次水满时分,自己毫无意外地会失去知觉,然后若干时间后再次重启同样的循环。黑袍老者的记忆里,只有这一次次的循环往复,没有任何其他的记忆。以前,他时常会问自己:"我是谁?我为什么在这里?我怎样才能出去?"久而久之,他已经对这些疑问失去了兴趣,唯一能吸引他的是每次复苏时穹顶的金色天书开启之后带来的文字奥义。

在最初,每次天书开启半页,水面就已经蔓延到顶;然后在一次次地往返循环的实践中,黑袍老者发现水滴落下的速度取决于自身意念力抵抗水滴下降的强弱。冥冥之中,自身的意念力可以有效阻止水滴下落;然而随着时间推移,阻碍水滴下落所需要的意念力更强大才可以维持。当意念力维持在一定范围,水滴会慢慢下降,直至淹满整个洞穴。这似乎是一个锻炼意念力的绝佳方法,每到最后,意念力的承受强度都到了极致,黑袍老者也在精疲力尽之时陷入昏睡。无数次的锻炼,黑袍老者的意念力也大幅度增强,并乐此不疲地在循环往复中成长。虽然他根本不知道意念力为何物、有何用,但只要撑得够久,就可以看到金色天书的更多字迹;而金色天书的文字奥义给了黑袍老者久违的快乐,每次撑得时间越久,阅读到的文字就越多,就会有新的奥义带给自己快乐。这种简单的快乐信念是黑袍老者唯一的兴趣所在。他坚信,只要自己完全掌握天书奥义,就可以离开这个地方。有时候他在想,自己是不是被强行塞到这个地方来学习天书奥义,从而才能破解自己的身世之谜……。

开始了,黑袍老者望着不断下落的水滴,心念所起,撑住了漫天的雨露,几乎静止的雨幕中金色天书也拉开了第一页。今天,黑袍老者给自己定的目标是能够撑到第一页完全展现的时刻。第一页最初的四个大字"百年之变"快速闪耀起来:"很久很久以前,有一片星辰海宇宙。其中有一个蔚蓝色的星球,与众不同,星球表面布满了陆地与大量的海水,万千生命在这里孕育着文明。岁月叠替,无数物种称霸星球,兴衰轮回,每一个物种都创造了灿烂的时代。这是一部起源自蔚蓝星球,关于磨玻璃族人的文明古史"。

第9章
百年之变——磨玻璃结节腺癌兴衰史

谈起磨玻璃族人，不得不谈到磨玻璃族人的前身——人类生命。人类生命的起源历史悠久，在人类纪元主导了诸多科技的进展，推动了生命的进化。其中磨玻璃族人最古老的历史溯源发生在人类纪元公元2017年，自此之后记载着21世纪初至22世纪初之间的百年之变。

20世纪末，随着CT检查的日益普及，人类的器官影像学也逐渐发展。在CT上，人体肺部呈现的类似磨玻璃密度的病灶改变被称之为GGO、GGN。磨玻璃族人发声的最早历史溯源被标记为流传久远的一首诗歌《我要当老大》，记载于21世纪初期至2017年，存放在当时的记录工具互联网上。

我要当老大

肺部磨砂玻璃影是我的大名，

朦胧的身影披着神秘与诡异，

你看我云中望月、雾里看花，

我在云雾深处清晰地打量你。

当老大是我一生中最大梦想，

我的手下遨游你的各处血管，
我的子民遍布你的各个脏器，
那大权在握的感觉令我战栗。

你笑称幼时的我不典型增生，
你憎称青年的我为原位腺癌，
你咆哮壮年的我为浸润腺癌，
而你忘了我老大之路的艰辛。

我也是从弱小逐渐变得强大，
我也是从隐忍逐渐走向狂放，
幼时纯淡的身影没人在意，
长大后壮实身躯才引人侧目。

我喜欢呼吸醇馥幽香的雾霾，
散发着甘甜徐徐融入我身心，
我更喜欢抽烟喝酒熬夜的你，
创造着惬意的家园令我成长。

小于8mm的我非常之孱弱，
等待成长契机，渴望岁月孵化，
大于8mm的我将迈向成熟，
处事谨小慎微，信奉大智若愚。

继续成长的我有机会成为老大，
突破层层壁垒、跨越千山万水，
每一根血管都有我的手下子民，

每一处脏器都有我的旌旗招展。

当老大的梦想之路充满了崎岖,
要忍受你对我幼小时刀割之痛,
要煎熬你对我成熟时烈焰之灼,
要捱住你对我成功时毒药之伤。

痛苦之后有快乐,风雨之后见彩虹,
手术、放疗、化疗是我的人生三劫,
但再多的劫难也不会动摇我的梦想,
只要给我时间,我就一定要当老大!

我喜欢当老大,手下子民千千万万,
我喜欢当老大,登高一呼万民拥戴,
我喜欢当老大,你的身躯以我为主宰,
我喜欢当老大,你的灵魂以我为上帝!

这首诗歌记载了 GGO、GGN 最初是人类肺脏器官上的一个病灶,长期存在的多数是肿瘤性病变,从 AAH、AIS、MIA、IAC,一步一步走向浸润性肺腺癌,最终实现全身的转移,吞噬人类的生命。自此之后,人类医学一直在针对磨玻璃结节腺癌进行研究,因为磨玻璃结节腺癌占据了肺癌病种的大部分比例。这或许是磨玻璃族人最原始的痕迹溯源。

在人类医学与磨玻璃结节腺癌的争斗中,留下了诸多的记录。百年内,值得一提的是四大事件:单细胞技术-磨玻璃结节腺癌大揭秘;影像学技术立体重塑磨玻璃结节腺癌;百花齐放的治疗杀灭手段;濒临灭绝的磨玻璃结节腺癌。

一、单细胞技术-磨玻璃结节腺癌大揭秘

21世纪初期,人类医学开始探索单细胞技术,并不断深入。众所周知,细胞探索和检查是生物学研究的基础。然而,生物学知识主要源于研究细胞群的传统方法,而不是生物学最基本的单位——单个细胞。在这种格式中,假设细胞群在物理特征上是同质的,基因组表达和平均测量值通常会掩盖单细胞差异。这好比一个外星巨人研究地球上的人类:外星巨人在显微镜下观察一群人的平均特征,然后从中得出一个结论推导到每一个人。显而易见,每一个人都有独特的思维,单独研究每一个人的特征才能更好地了解人与人之间的相互作用。从本质上讲,生物学的许多关键领域科研内容只有在单细胞水平上进行研究才能得到更好的解决,例如肿瘤疾病的发生发展。

生物和物理、化学技术的改进推进了单细胞研究,并为这些领域和许多其他领域提供了新的见解,产生了很大的影响。在单细胞探索水平上,可以看到许多分类、差异。随着该领域的发展,这些差异已被证明是生理和生物代谢过程的催化剂、调节剂。通过单细胞测序技术,可以进行单个细胞的捕获、裂解、mRNA富集建库和NGS测序等流程,实现了单细胞水平的全转录组测序。但一开始进行单细胞测序,是将单个细胞分离出来,独立构建测序文库的方法来进行,如有限稀释法、显微操作法、激光显微切割、流式细胞术等。受细胞分离技术和高昂成本所限,这些单细胞测序技术只能检测少量的细胞(几十到几百个)。但随着测序技术的深入研究,出现了基于微滴或微孔的新型单细胞分离技术,使得单个细胞分离和捕获测序的成本大大地降低,单细胞转录组测序进入了高通量时代。

单细胞多组学的发展:在单细胞转录组测序技术快速发展的同时,单细胞多组学技术也在迅猛发展。所谓单细胞多组学就是指在同一个细胞内同时检测两种或两种以上的组学,如单细胞转录组与单细胞ATAC联合检测,以及单细胞转录组、免疫组库、表面蛋白同时检测等。21世纪初期,单

细胞多组学检测包含了转录组、基因组、表观组、免疫组、蛋白组等多个组学方面，为单细胞水平上的研究提供了更全面、更精细、更完整的分析策略。

在肿瘤发生发展等复杂的生物代谢过程中，异质性同时存在于基因组、转录组、表观组、免疫组等多层面。基因相同的肿瘤细胞可能具有不同的DNA甲基化、基因表达、克隆扩增模式，因此常需要多组学技术才能更加准确地将它们分类为不同亚群，揭示更深层的生物学机制。单细胞技术能够在研究复杂组织的基因调控网络中提供更完整的图谱，避免由于只检测到基因调控网络中的局部概貌，而无法准确推测其复杂全局的风险。

单细胞技术早期应用在磨玻璃结节腺癌的历史记录如下：

此研究对四个组织学阶段：非典型腺瘤性增生（AAH）、原位腺癌（AIS）、微浸润性腺癌（MIA）和浸润性肺腺癌（IAC）：的25名患者的52份样本以及18份匹配的正常肺样本进行了单细胞RNA测序，总共获得268 471个细胞。

研究发现了一组与AAH中出现的肺泡2型细胞（AT2）非常相似的细胞，随着肿瘤的进展，其转录谱开始偏离AT2细胞，具有干细胞样细胞的特征。同时，发现了与能量代谢和核糖体合成相关的基因，这些基因在肿瘤的早期阶段上调，并可能促进其进展。

在这个过程中找到了MDK和TIMP1，使得细胞从正常到腺癌过程命运转换的关键分子。

经过最初的医学实验，人类对于单细胞技术不断迭代更新，经过数十年的发展，结合材料学与物理、化学方面的进展，在21世纪中后期迎来了应用高峰。磨玻璃结节腺癌的单个细胞被充分放大研究，各种分子信息通路几乎被完全阐明。人类医学智库掌握了从正常细胞逐步过渡到磨玻璃结节腺癌细胞所需要的一切信号途径及资源；对于腺癌细胞周围的微环境细胞的交互作用途径也几乎全部解析完毕；对于腺癌转移成功以及转移之前释放的一系列外泌体成分都有了深入了解，对于单个癌细胞转移能力的评估也构建了规范标准。

人类发现了磨玻璃结节腺癌一步步从良性转向恶性阶段的分子途径,在临床医学中筛选出了一批有效预警的血液分子标志物作为指标。当发现患者体内存在肺部磨玻璃结节的时候,仅仅通过抽血化验分析这些分子标志物,便可以准确地评估该磨玻璃结节良恶性,甚至判断结节所处的阶段的准确性也几乎可达 100%。

该指标在判断腺癌是否转移成功方面显得尤其重要,当患者体内出现低危级别的分子指标时,无论病灶直径多大都可以继续等待、随访观察;出现中危级别的分子指标时,可以结合 AIS、MIA、IAC 宏观分类阶段考虑是否进行治疗;当出现高危级别的分子指标时,建议无论直径大小、密度高低均进行治疗,防止转移成功,在不影响患者寿命的同时进行干预。这些分子指标与入血的 CTC 数量结合起来,构建了癌细胞转移的数量、质量交互模型,高度精准地预测了癌细胞的转移成功概率。

21 世纪末期,单细胞技术的发展使得个体细胞与周围细胞、血液微环境之间的交互作用解析地更为明确。在磨玻璃结节腺癌被解析清楚的分子途径有以下三条:①腺癌细胞如何与周围的细胞、基质一起共同作用,诱导及实现了自身的转移相关基因表达,协同作战扩增转移,进入血液脉管系统。②腺癌细胞协同一些基质细胞,表达相关基因后如何与免疫系统争斗,并且在争斗中如何欺骗免疫细胞,如何伪装进入相应靶器官形成转移灶的过程及分子通路。③腺癌细胞形成转移灶后,如何在靶器官内继续发展、转移、生长,而不是休眠蛰伏的分子通路。

22 世纪初,"滴血断癌"技术日益普及,只需要一滴血就可以把体内肿瘤细胞的所有基因分子表型特点及与周围微环境交互作用阶段阐述地淋漓尽致,敞开了微观世界肿瘤发生、发展、转移的大门。"滴血断癌"结束了既往通过临床 VDT 时间、CTR 影像组学、病理亚型等手段来判断转移成功之前阶段的时代,从后知后觉过渡到了先知先觉,真正达到了"早诊早治,预防于未然。"

二、影像学技术立体重塑磨玻璃结节腺癌

21世纪中期,不得不提到人类医学影像学的数字化发展,在此期间得到了飞速提升。既往在20世纪末期至21世纪初期,人类发明了各种各样的影像检查手段,CT、MRI、PET、超声等,其实这些都是一种融合,而融合的根本就是数字化。因为数字化的信息可以无限地去融合,可以不断地加加减减,从而给我们带来了图像的飞跃。而这样一个大的信息量和成像手段的改变,实际上就是集形态、功能和代谢为一体的诊断模式。这种模式能为临床提供很多的诊断信息,这些信息可以精细到细胞层面改变的信息。数字影像给医学影像诊断乃至学科带来了一些变化。

21世纪中期之后,影像学信息由原来的模拟到精准数字化有着怎样的改变呢?那就是实现了信息化和网络化。从人类出生开始,就有了最基础的网络,包括家庭、学校等。而随着电话等通信工具的出现,人类有了有线网络。如今在有线网络的基础上出现了无线网络。对于信息交流来说,无线网络是非常重要的。无线网络强大的传输数字信息的功能促进了医学影像的发展,使得人类拥有了影像归档和通信系统——PACS。通过PACS,人类可以对图像进行一系列的处理,可以通过时间和数据库将一类疾病找出来,将不同的影像融合在一起。这样的融合催生了一些边缘学科,并且改变了医生传统的阅片模式。这些改变给人类带来的最根本变化就是图像的共享,而共享是网络最大的特点和优势。现实中常常是保护性和封闭式管理,造成图像信息根本没有得到共享。为了使PACS得到充分利用,共享还有很大的潜力,同时也有很多工作需要做。将独立的、影像科室的PACS融入放射信息管理系统——RIS、医院信息系统——HIS中,才能使PACS发挥更大的应用价值。因为没有RIS、HIS的PACS仅仅是一个电子胶片库。

21世纪末期,影像学从整体发展到局部,再从局部回归到整体大影像。影像学从2D-3D-4D解剖形态到功能影像,继而显示细胞分子水平的改变,从而对疾病的评价更完善、更具特异性。信息科学-电子学、计算机的发

展，PACS 系统、远程传输和"网络影像学"这些学科与影像学的融合，都使得影像学回归大影像。影像学的诊断模式由"定性"向"定量"图像分析方向发展。此外，还有介入治疗的进展及其与微创治疗、外科治疗融合发展。

走过了从模拟图像到数字图像的这样一个过程，模拟图像已经退出历史舞台，社会已经高度实现了数字化。虽然特殊检查（包括各种造影检查）在逐渐增加，但是占总检查的比例仍很低。不论是 MRI 还是 CT 都显示着影像的数字化影响着诊断的精确性，不仅仅是局限于影像设备，更在于其改变和颠覆了人类对于影像的认识，以及影像学在医学中的重要地位。

百年发展，影像信息更加具有敏感性、直观性、特异性、早期性。图像分析由定性向定量发展，由显示诊断信息向提供手术路径方案发展；图像采集与显示，完全实现三维全数字化发展；图像存储发展至图像传输网络化发展；从单一图像技术向综合图像技术发展。从医学影像学的角度讲，实现了四个目标：①医学影像技术的数字化；②医学影像技术的网络化；③医学影像技术的融合化；④医学影像技术的标准化。最终，影像组学、影像基因组学的交叉融合达到了精准断癌的程度。

简而言之，22 世纪初，影像学已经发展到让肺部磨玻璃结节患者的病灶无所遁形的地步。当一个患者筛查到肺部存在磨玻璃结节，那么更进一步的全身三维立体显微影像机将为医生提供清晰的、全方位的、剥丝去茧的图像展示。该仪器可以在屏幕上清晰展示磨玻璃结节的内部结构，放大100～400 倍，甚至更高的倍数，像素不失真，仍然保留着具备显微世界的结构矩阵。这样的屏幕让医生可以轻而易举地辨别出癌细胞侵犯周边的状态：到底是位于上皮细胞内（AIS），还是对周边的基质有所侵犯（MIA），还是侵犯幅度超过 5 mm（IAC）。与此同时，决定手术的最佳时机并非单一由 AIS、MIA、IAC 的阶段来区分，而是结合"滴血断癌"的微观分子检测来进行评估。如果影像提示是 AIS，分子标志物提示转移能力处于中度危险或者高度危险，则考虑进一步手术或其他治疗方式。

22 世纪初期之后，三维立体显微影像机迎来了又一次突破，与液体活检、单细胞技术下的分子标志物相结合,实现了物理化学之间的高效融合。只要把相应患者的血液样本投入仪器内,仪器会根据滴血判癌,结合影像数据进行人工智能建模,模拟出该癌细胞分子标志物与微环境的重塑时间图谱。其实这些信息也就是该磨玻璃结节腺癌细胞在该患者体内发展的三维图库,可以精准计算该腺癌在人体内发展、转移的路径与恶化的免疫逃逸方式、影响人体寿命的存活时间等。这一切模型推演再换算成电子信息同步在机器内,可以从机器显示屏观察这些动态变化,从而可以精准预测何时发生转移、转移到了哪里、转移的分子路径是什么。在这些科技的突破下,不同阶段的磨玻璃结节腺癌患者都得到了精准、良好的救治,大大提高了生存率。

三、百花齐放的治疗杀灭手段

21世纪末期,磨玻璃结节腺癌的治疗手段有了飞速发展,物理、化学方面的一些突破使得治疗手段百花齐放且优质高效,包括手术、消融、SBRT、化疗、靶向、免疫、中药、吸癌仪器等。

手术曾经是磨玻璃结节腺癌治疗的金标准。21世纪初中期,单孔微创胸腔镜手术、达·芬奇机器人手术都得到进一步的发展,创伤微小且高度有效。21世纪末,单孔微创与达·芬奇已经合二为一,称之为猫眼机器人手术。

(1) 猫眼机器人。

外部是人形盔甲,虽然称之为盔甲,但90%覆盖人体部位的地方却像毛衣一般柔软,唯有底部座椅为硬件机器,内设进口端用来对接进入胸腔内的配件电缆。操作者被完全包裹,形似柔软版钢铁侠战衣,坐在座椅上面;手脚均由精准制导、高传感的金属纤维丝包裹,无线遥控体内胸腔内的任何操作。该机器人整体构造非常精巧,完全模拟人类习惯定制而成。手术时助手通过类似猫眼大小(5～10 mm)的切口,把操作配件置入人体内,配件体外端接猫眼机器人盔甲座椅硬件机器进口端,实现配件互联。操作医生面前呈现的是大屏幕,显示着肺脏结构进入胸腔内的具体实时三维影像,该影像的传输依靠飞行在胸腔内的微型360°摄像头实现。可操作的配件器械有各种抓钳、钩子、切割闭合器等。操作者在猫眼机器人盔甲体内进行各种操作,顺利切除腺癌,把病灶通过特制的取物袋包裹,保留病灶,其余的多余肺组织汽化,减少标本的直径大小,然后通过猫眼孔取出。而淋巴结的清扫则通过手术前各项预判,决定清扫或者不清扫。其中淋巴结采样或者彻底清扫已经成为历史,因为通过手术前的精准三维立体显微成像与分子标志物的分析,已经知晓淋巴结有没有转移或者转移到了哪一组淋巴结,从而避免了盲目的淋巴结清扫或者采样,达到精准治疗的目的。

猫眼机器人的优势不仅体现在磨玻璃结节腺癌的治疗,在其他所有外科疾病方面都已经引领了世界潮流。猫眼切口的大小也越来越缩小,5～10 mm的切口可以应对绝大多数类型的手术。许多病灶的基因分子相关信息在手术前的"滴血断癌"分析下都已经洞悉明了,因此手术并不需要把所有的病灶都取出,仅仅需要保留病灶的核心部分,其余都可以汽化。值得一提的是,病灶组织汽化技术也是近年来的物理突破,类似激光的能量输出体系。21世纪百年,猫眼机器人成为了人类医学历史上值得骄傲的发明创造。

(2) 消融术。

消融术曾经在21世纪初期得到发展,被誉为肺癌无法手术患者的福音,也有部分磨玻璃结节患者进行了消融治疗,取得了一定的效果。随着消融术的进一步发展,克服了一些技术上的壁垒,在能量分布与输出的关键环节上取得了突破,对磨玻璃结节腺癌的治疗也达到了很好的治疗效果。

消融采用的精准传导金属针,2 mm左右的粗细,在三维立体显微成像机器的引导下置入病灶中心,然后360°的再分发出头发丝细小的金属丝笼罩病灶四周。无论采用的是何种能量、射频、微波,或者其他,都可以把所有的能量均匀分布在病灶四周。与21世纪初期的消融术不同,经过近百年的发展,该技术能量分布均匀,覆盖范围精准,最重要的是可以实现局部汽化。消融术把能量均匀地释放给病灶,保证足够的能量杀灭癌细胞,最终还可以把局部的区域汽化,术后复查 CT 后病灶不再存在。局部汽化的缺损在术后几个月会逐渐形成纤维化瘢痕,逐渐被人体吸收。

(3) SBRT(立体定向放疗)与磁场力的研究。

人类对各种物理粒子的研究发现,不仅仅质子束可以达到肿瘤局部治疗的作用,而且磁场力也可以促进癌细胞的凋亡。前者通过加速器的作用产生了高能量的质子,精准发射到病灶四周,覆盖一定的范围,从而杀灭癌细胞。后者通过局部磁场覆盖在病灶周围,实现了癌细胞的凋亡。经过百年的发展,SBRT 加磁场力的作用使得癌细胞的局部死亡毋庸置疑。

SBRT 与磁场力治疗肿瘤患者,在人体不存在切口或者针孔,效果也非常好,因此也得到了许多患者的拥护。

微创手术与消融技术、SBRT、磁场力的各自发展形成了医疗竞争效应,5～10 mm 的猫眼切口与 2 mm 的针孔神器及无伤痕的 SBRT、磁场力之争也较量了若干年。在人类历史上,磨玻璃结节腺癌患者有的喜欢选择猫眼机器人,有的喜欢针孔神器,还有的喜欢 SBRT、磁场力,可谓各有各的群体拥护。不得不说,科技带来的治疗进步客观有效、影响巨大,在选择上,人类的主观意愿又呈现出个体差异性。

(4) 化疗药物。

由于其毒性强,对腺癌细胞是杀灭性的攻击,但同时全身不良反应较大,常常陷入"杀敌一千、自毁八百"的矛盾中。在百年的发展中,化疗药物聚焦在以下几点:①给药途径的突破,例如纳米喷雾技术、介入释放化疗药物加肿瘤血管堵塞、精准制导化疗药物定期释放系统。②协同杀灭作用,例如液体金属融入化疗药物、增效增敏型化疗药物、微小爆破型化疗胶囊……这些方法的联合作用,降低了化疗药物本身的剂量,给药的途径更为局部,对全身系统的损害也降至了最低。对于晚期肺癌,化疗药物仍然有着一席之地,但随着"滴血断癌"技术的发展,晚期肺癌患者日益减少。

(5) 靶向药物。

针对成千上万的腺癌细胞基因突变靶点进行解析,各种分子通路图谱被发现。靶向药物发展到了空前盛况,品种之多如天上繁星。靶向药物的使用不再局限于晚期,对于有明确分子通路研制而成的药物,在早期肺腺癌中被应用,配合手术或者消融、SBRT,提高了 20 年生存率,降低了复发率。

(6) 免疫药物。

不再是单一的靶点,而是随着单细胞技术的普及,开发出了上百种免疫靶点;根据肿瘤的免疫逃逸机制进行相应的免疫激活。这项技术对于术前、术后的 GGN 腺癌患者都有持久的预防复发作用。著名的 CAR-T 免疫疗法也进展颇丰:从 GGN 腺癌患者体内抽取的 T 细胞在体外扩增后,把相应腺癌分子特征刻画在 T 细胞记忆库内;同时给 T 细胞配备纳米战衣,然后回输入患者体内。这些身披纳米战衣的 T 细胞卫士,不但可以对血液脉管系统内的腺癌细胞进行攻击杀灭,而且还可以用纳米战斧劈开腺癌实体瘤病灶,深入内部进行攻击,大大地提高了腺癌患者的生存率。

(7) 肺腺癌疫苗。

22 世纪初,肺腺癌疫苗也获得了巨大进展,在针对易感人群的肺癌预防中,不仅仅局限于低剂量 CT 的筛查。注射疫苗,可以在很大程度上阻止 GGN 腺癌的发生与发展。疫苗产生的体内抗体,对于微观世界内即将向腺癌细胞转变的体细胞予以提前杀灭,扼杀 AAH 在摇篮里。这种疫苗接种的方式可以有效地预防肺腺癌的发生,深受广大民众推崇和喜爱,在微观世界内通过抗体杀灭了不典型增生的上皮细胞,避免了影像学上的磨玻璃结节病灶发生、发展。

(8) 中医药。

通过传统中医的烹调,相应的口服汤药也获得了很大的进展。中医药可以改变相应分子标志物的转阴,降低腺癌发展、转移的可能性与危险性。通过分子生物学对传统汤药的配方提取出相应的分子药物,发现其与相应的靶向药物具有异曲同工之处。然而,汤药整体功效不仅局限于此,还可以提高免疫药物的作用,增效增敏 CAR-T 细胞的作用,更有效地预防复发、提高生存率,据悉这与改变肠道免疫微生态有关。中医药在百年内得到了进一步发展,从整体、全局的观念防治肿瘤;与瘤共存的理念不再局限于晚期肿瘤,而是扩展到与术后的体内残余休眠细胞共存,促进其永久休眠,极大地延长了生存寿命及生活质量。

(9) 吸癌过滤器。

吸癌过滤器大概是 22 世纪初出现的医疗器械领域的第一匹黑马。这种仪器的发明受益于单细胞技术与各种理化突破、纳米进展。对于手术后的磨玻璃结节腺癌患者,如果体内血液脉管系统内有残存的癌细胞,可以通过这种过滤器安置于人体静脉系统。过滤器外接相应容器培养皿,过滤器内的可溶性纳米涂层内涂满了腺癌细胞外泌体的成分,成功吸引所有的癌细胞聚集于此处。该过滤器连接的外接容器内存在相应的外泌体成分受体,继而吸引溶化后残余的腺癌细胞进入容器。定期的吸癌过滤,可以把血液脉管内的残余癌细胞降至最低值,对于腺癌的转移成功制造了巨大障碍。有了它,晚期的肺腺癌患者,其复发的概率也降至了最低。

事实上,在 GGN 腺癌的治疗选择上,以上这些治疗手段均有效,不同手段之间也各有对应的适应证。对于有些患者而言,几种方法的选择似乎都不错,这就造就了彼此治疗手段的交叉互补,于患者而言进入了百花齐放的时代。针对不同阶段的 GGN 腺癌患者,应用不同的治疗手段大大地降低了复发率,提高了生存率,几乎可以治愈。

四、濒临灭绝的磨玻璃结节腺癌

22 世纪初,肺腺癌疫苗的应用与各种治疗手段在磨玻璃结节腺癌的综合应用,最终导致肺腺癌这类肿瘤濒临灭绝,几乎不再影响人类的寿命。由于分子标志物的预警模型的成功建立,几乎没有肺腺癌患者发展到转移成功的地步才去医院治疗,避免了转移成功之后引起的各种痛苦与减寿。由于各种转移分子通路的成功解析,即便是较晚期的 GGN 腺癌,也由于各种免疫、靶向、化疗药物及吸癌过滤器的更新迭代,在医疗技术的不断进展中得到治愈。22 世纪初的世界流行病学回望调查显示,肺腺癌的死亡率降至最低。GGN腺癌的存在，在人类的医学词典里已经成为可及时治愈的肿瘤。人们不再谈磨色变，不再纠结开刀或者随访，它的被关注程度已经大为下降。

22世纪初，人类医学发展达到新的高度，各种癌症的治愈率非常高，复发率也降至最低。从某种程度而言，癌症已经成为了可治愈的疾病，人类的寿命也大为延长。此时此刻，人类面临的医学难题是如何延缓衰老，使得自身细胞维持着青春活力，避免因衰老引起的细胞凋亡而死去。医学专家把目光投向了细胞分裂关键酶——端粒酶，各种针对延长人体细胞端粒酶的药物层出不穷，但效果并没有想象中那么好，细胞分裂的次数仍然有限。

同时，航天领域的突破使得人类迈向宇宙的步伐又近了一步。载人飞船观光旅游已经成为常态，飞船速度呈几何倍数提升，核能源发动机保证了有效续航。人类飞船在金星、火星、月球均建立了驻人根据地，各种科技实验在基地热火朝天地开展着，其中就包括医学实验，如何在太空环境中开展医学人体细胞的生存研究成为时下的热点课题。

百年之变，昙花一现，这是磨玻璃族人追根溯源历史上最初的至暗时刻，磨玻璃结节腺癌即将成为过去，磨玻璃细胞也即将消失殆尽。然不破不立，磨玻璃族人的始祖却在之后的历史变迁中走上了历史舞台。

第 10 章
千年之变——磨玻璃族群的崛起

黑袍老者用尽最后的意念力，终于完成了一页的阅读，最终陷入了沉睡。之后的万千循环，黑袍老者努力地锻炼着意念力，一步步地去撑起漫天的雨幕。对于这一页的天书，他已经烂熟于胸，他也期待着下一页的有趣故事。黑袍老者不知道熬过了多少岁月，终于在某一天掀开了第二页天书，并且在无数次日益增强的意念力加持下，完整地阅读起来。

这一次，令黑袍老者诧异的是，"千年之变——磨玻璃族群崛起"读完后，剩余的页面空空荡荡，没有任何文字记载。黑袍老者的意念力进入页面仔细探索，忽然空白之处金光闪耀，令黑袍老者头晕目眩。定睛再看，黑袍老者发现自己已经置身于一处金色偏红的沙漠，远处有许多奇怪的建筑，闪烁着银色的光辉。黑袍老者伸手去触碰沙粒，却怎么也触摸不到，想大声呼喊，却怎么也发不出声音。风继续吹着、太阳升起落下、场景明了又暗，黑袍老者突然明白，自己的意识被吸入了这片古史：意念所到，古史所现。黑袍老者意念看着那远处的灯火建筑，眼前的场景立即开始了转变，展现在黑袍老者面前的正是地球人类的金星基地，时钟指向公元 2122 年 5 月 2 号。黑袍发现，自己无法干涉这段历史的任何片段，他发不出声音、触摸不到人和物，只能随着意念去翻看前后的历史。黑袍老者暗暗自语："原来，千年之变的古史就是这样呈现的，非常有趣，一定不能错过里面的精彩历史。"

金星基地已经成为人类科技发展的第二摇篮,许多高科技的突破都建立在金星基地的各种实验。从地球带来的样本里存放着各种各样的细胞,一批医学实验正在进行。此次研究的主题是如何在太空环境中结合核裂变能量延长细胞的分裂次数。来自中国的晓龙博士正在紧张记录着各种数据,此次研究旨在观察微型核裂变能量状态下各种细胞的分裂表现。各种动物、人类健康细胞都已经实验完毕,只剩下最后一份 GGN 腺癌细胞。

晓龙博士是典型的东方面孔:黄皮肤、黑眼珠,戴着一副黑边无框眼镜,短发板寸,清瘦修长,朴实无华。唯一出彩的是眼神里深邃的光芒,那是求知的渴望;偶尔上扬的嘴角,透露着自信的微笑。晓龙看着手中的 GGN 腺癌细胞,不禁自言自语:"其他细胞的分裂都不尽如人意,在核裂变的能量下结束了有丝分裂,无法融合核裂变的能量建立有效循环。就剩下你了,一种惰性肿瘤细胞,也不知道设计实验的医生是怎么想的,难道把永生寄希望于这样的细胞株?"晓龙不抱有任何希望,把 GGN 腺癌细胞固定在了实验架上,开启了今天的最后一次实验。开启实验按钮后,晓龙疲惫地睡了,几天连续作业,实在是熬不住了。

忽然,实验室的警报声响起,晓龙惊醒,望向实验室四周。整个实验室发生了巨大爆炸,还没等晓龙有所反应,只觉得胸口被狠狠地撞击,一口鲜血喷出,失去了知觉。

基地之外,来自天外的巨大流星雨撞击了金星,其中一块陨石撞毁了医学实验室,导致了核爆炸及核泄漏,所有的血样细胞蒸发殆尽,最终陨石也化为了灰尘。这次事故完全摧毁了金星基地的所有设施。

令人惊奇的是,整个金星基地只有晓龙博士存活了下来,虽然满身伤痕,但并无大碍。这简直是奇迹,要知道在陨石撞击、核爆炸、核泄漏等状态下,几乎无人可以生还。数日后,来自地球空间站的援救队找到了晓龙博士,对他进行了隔离。经过仔细探查,发现他的全身细胞处于不稳定的高辐射状态,血液检查所有的细胞都在分裂重组。隔离期间,晓龙博士的身体反复发热,自述胸口发闷,两周后稳定如常人,再次检测提示各项指标恢复正常。中国航天部门再三讨论后决定把晓龙博士接回地球故土进一步疗养。

在地球，晓龙博士接受了三维立体显微影像检查及血液化验。奇怪的是，他的肺部布满了磨玻璃病灶，确切来讲整个肺部布满了GGN腺癌细胞。但晓龙博士体内单个癌细胞足足比之前的人类腺癌细胞粗大了2~3倍，且大小直径可以随着晓龙博士意念而动。不但在他的肺组织里，而且在全身都存在这样的细胞，具有干细胞的分化特征，可任意塑形。晓龙博士也感觉到了身体的异样变化：在水里，他可以像在陆地上一样自由呼吸；在陆地，他不用呼吸，就能从环境中获得血气交换；不进行呼吸、血气交换，数日之内他的无氧代谢也依旧稳定。晓龙博士的身体正在进化，具备了一些特殊能力，例如力量、速度的成倍增加，但发挥不稳定，显然晓龙博士并不能完全把控这些变化。之后的一些测试，令科学家们瞠目结舌，他的身体可以独立吸收电能，电能与生物能的转化毫无违和感。在经历了低压、高压电能吸收之后，晓龙博士的身体依旧无恙。

一个月后，研究员与晓龙博士约定测试核能吸收转化的可能。在核能实验室，科学家们小心翼翼地把最低当量的核能发射器连接到晓龙的身体。一天后，晓龙的身体达到饱和状态，但休息一天后，中当量核能也能完全吸收且不会出现饱和；第三天，一枚核弹的能量也可以轻易被晓龙博士吸收入体。

科学家们了解到，吸收的核能量只要进入晓龙博士的体内，就会聚集在心脏的部位。而这些核能量在体外用探测仪根本检测不到，这一切的改变都是晓龙博士自己的感受。他告知科学家们，所有的能量都似一股暖流，能够进入自己的心脏，进入心脏的每一个细胞储存起来。在最初，可能身体并不适应这些改变，但随着核能量越来越大，这种欢快淋漓的感觉越来越强烈。当能量进入细胞内，自己能感受到久旱逢甘霖一般的愉悦、兴奋。

伴随着核能量的注入，晓龙的身体感知也发生了一些改变。他感到自己充满了力量，只要自己意念所想，心脏内储存的能量就可以喷薄而出，输出到全身各个细胞，而自己正在琢磨如何控制这些能量输出的幅度。经过小心翼翼地调整,晓龙博士发现:自己轻轻一拳,就可以打爆眼前的测试仪;轻轻一跃,就到了十几米的高空,而这些输出,对心脏核能的损耗可以忽略不计。

晓龙博士对此充满了疑惑,正如隔离门外的科学家们一样,都是一头雾水。专家讨论会议当晚举行,得出了相应的解释如下:金星基地发生的事件是流星雨陨石撞击了实验室,当时在核爆炸与陨石、血液接触的同时使得所有物质变为齑粉,可能是由于雾化吸入的原理,GGN 腺癌细胞混合其他齑粉被吸入晓龙博士肺内。当陨石粉末、腺癌细胞、其他血液细胞、核爆炸堆积在一起时候,晓龙博士体内的正常细胞在这场灾难中全部死亡,但特殊的核能腺癌细胞充斥了他整个身体,且保留了自身完整记忆。对于这个解释,仍有专家在争吵不休,疑问颇多。但晓龙博士也不在乎这些细节了,关键是现在,他感到兴奋,身体状态极佳。

抽血化验,晓龙博士体内所有的腺癌细胞在体外都能够不停地分裂,不存在凋亡现象,且随着核能、电能的吸收而进一步活跃。这些细胞在晓龙博士体内保持着动态平衡,唯有吸收电能、核能后,才会在体内激荡分裂,释放能量。这种能量显然已经可以被晓龙博士逐渐驾驭,随着时间推移,晓龙博士对此已得心应手。私下里,研究员们称晓龙博士为"磨玻璃超人"。

经过最高级别的会议,大家一致认为,晓龙博士的身体变化应该成为绝密,在应对其他媒体的刁钻发问下保持沉默。晓龙博士目前并不适合出现在大众视野,并且目前被限制离开核试验基地。晓龙博士答应了这一要求。

在核试验基地,晓龙博士的身体在一天天改变。他越来越适应这样的身躯,举手投足之间,龙腾虎跃,原本清瘦的身形比之前多了些健硕。每天晚上,清风徐来,晓龙博士可以听到自己的心脏有力跳动,而空气中弥漫着一种细微的金色因子,都可以通过全身的毛孔摄入体内。晓龙博士不知道那是什么,但每当自己晚上这么去感应、去放松毛孔,总会有一些细微的金色物质进入体内,那种感觉就好比一丝丝的核能量入体。难道这就是古人提及的吐纳呼吸?晓龙不清楚,但每晚这么进行全身呼吸的话,每个细胞都得到了很好的滋养。

白天，每当自己动用心脏内储存的能量，那些能量便能输出到全身各处的细胞，久而久之，全身各处的细胞都在欢呼雀跃。自己的筋骨血肉都在改变，浑身上下比钻石还要硬，视力也越来越敏锐，十里之外的蚊子都可以看得清晰无比。晓龙博士有一种感觉，只要继续吸收核能，这些改变还可以继续扩大，远远不会达到瓶颈。"磨玻璃超人"，晓龙博士内心澎湃不已，心中认定这个世界将会因他而改变。

晓龙博士成为了"磨玻璃超人"。自此，全球哗然，晓龙博士成为了地球人类茶余饭后讨论的焦点，他也没有想到，自己会在今后成为磨玻璃族人的始祖。

22 世纪中期

晓龙博士事件在全球引起了轩然风波。许多国家都尽力还原金星事件的条件框架，但无一例外都失败了。数十年内，并没有一例额外的超人被制造出来，晓龙博士成为了全球唯一。

晓龙博士已经成为传奇，真实版的超人重现，引起了无数人的遐想。数十年过去了，外界已经不知道晓龙博士的真实战力，因为他越来越少地在世人面前展露自己的不俗。晓龙博士日益感受到自己身体的更多变化，不仅仅体现在速度与力量的爆发已经到了无法理喻的程度，更重要的是他对周围的某些特定人群有着强烈的感应。这些人在面对他的时候，发自内心地呈现出强烈的崇拜与敬畏，而自己面对这些特定人群则有着莫名的好感。这并非简单的偶像崇拜与被崇拜的感觉，更像是一种血脉的引领与压制，好比家长对子女的呵护，又仿佛猛虎对羔羊的压迫。晓龙博士感觉到，自己对这种特定感应的范围越来越大，甚至远在重洋之外的他国自己也可以感应到。晓龙博士秘密进行了调查，原来这些特定人群体内都存在着 GGN 腺癌细胞，都是 GGN 腺癌患者。这不禁使他产生了更多的遐想，难道这些人群跟自己有血缘关系？那来自血脉的共鸣让自己困惑不解。

一个意外让晓龙博士发现，自己的一滴血就可以使这些特定人群体内腺癌细胞发生异变，成为弱化版的"磨玻璃超人"。与晓龙博士相同，体内所有细胞进行了重塑，三维立体显微影像发现了肺部满满的都是 GGN 腺癌细胞。数年内，一些 GGN 腺癌患者成为了晓龙博士的追随者，在他们心中，成为"磨玻璃超人"是多么荣耀的一件事。令人遗憾的是，这些"磨玻璃超人"的能力虽然会随着电能、核能的吸收而增加，但却有不同程度的饱和状态，无法达到晓龙博士那般地鲸吞虎咽，来者不拒。

22 世纪末期

随着晓龙博士的追随者日益增多，中国出现了"磨玻璃超人特工队"，且这支队伍的存在也已被认可，中国力量已然到达人类历史顶峰。晓龙博士严格收徒，对追随者的考核挑选也万里挑一，并非每一位 GGN 腺癌患者都可以入选。"加入晓龙博士的磨玻璃族群！"已经成为世界上最响亮的口号，在 GGN 腺癌患者人群中，以能够加入磨玻璃族群而倍感荣耀。

23 世纪末期

世界科技进展迅猛，人类平均寿命达到了 250 岁，最终的死亡原因依旧是衰老、细胞凋亡。然而"磨玻璃超人特工队"数万人至今依旧存活，且部队成员的精神状态如日中天，使得全球所有的人类对此长生状态心生向往。晓龙博士率领的磨玻璃族人已经成为一种超然物外的神秘族群，晓龙博士也被尊称为磨玻璃族人始祖。

24 世纪末期

局限于人类自身的寿命危机，全球各个国家开始对磨玻璃族人的血液进行研究，期望能获得长生的奥秘。晓龙博士率领的磨玻璃超人族群已经扩大到了千万人，不断有磨玻璃族人受到黑暗围剿，被猎取血液。晓龙博士成立的"磨玻璃超人军团"整体震怒，正式与其决裂，让不义之人付出了沉重代价。晓龙博士最终率领所有族人远赴南极，在南极开疆拓土，改造出一片世外之地。在这里，晓龙博士率领的磨玻璃族群以血脉之力为核心，形成了一个独特的国度，不问世事，潜心修炼。磨玻璃族群正式建国，并且招贤纳士，开发自己的势力版图及核能实验，国名取为"磨玻璃王朝"。

人类基因编辑的技术达到了顶峰,对于偷盗来的磨玻璃族群血液进行深度研究,破解了一些关键点,最终发现,通过特殊的剪切、编辑,首先让GGN腺癌细胞注入实验者体内存活,令实验者成为GGN患者;其次再用该血液成分去激活,这条路径成功的概率极大。但无论如何,这些人为制造的伪"磨玻璃超人",当面对真正的磨玻璃族群时,对方还是可以轻而易举地辨认出来,而且血脉的压制之力也更为明显,实验室产出的类似晓龙博士那样的磨玻璃族人总少了一些东西。血液纯度是最大的关键,陨石可能也是关键,但当初陨石撞击金星后已经没有任何的痕迹可循。这个世界上没有人敢打晓龙博士本人血液的主意,都被"磨玻璃族军团"彻底毁灭。人类科学家们对此一筹莫展,南极的晓龙"磨玻璃超人军团"已经成了威慑天下的第三方中立势力,与地球的其他国家分庭抗礼。

25世纪

人类遭遇了巨大的病毒灾难,哀鸿遍野,死伤无数。不再是以往的冠状病毒、矢状病毒,而是南极融化后的古老冰川病毒。人类把此归咎于晓龙博士领导的磨玻璃族群,指责是他们开发了南极,造成了冰川融化,病毒释放。而"磨玻璃族群军团"对此嗤之以鼻,反辱人类的各种砍伐扩张才是真正的罪魁祸首,磨玻璃族群在南极的开发并非是主要原因。人类世界联盟宣称磨玻璃族群为邪恶族群,"磨玻璃王朝"为邪恶轴心,号召全人类对他们进行讨伐。

26世纪

晓龙博士率领的磨玻璃族群与人类联盟展开了激烈争斗,幅度之大超过几个世纪以来任何一场战争。"磨玻璃超人军团"也发展了自己的国防力量,科技不亚于其他人类,双方世界大战胶着了一年,最终以人类惨败作为结局。"世界大战"后,局部地区的核辐射笼罩大地,大半个地球满目疮痍,人类的文明几乎毁于一旦。后人评说:"这场战争的发动者品尝了自己的恶果,最初的战争动机并不纯粹,事实上仍旧是想挖掘人类长生的秘密。"晓龙博士领导的磨玻璃族群洞悉到这一点,对于这场战争毫不畏惧,也在大战后占领了半个地球。核辐射的残骸对普通人类有害,但对于磨玻璃族群反而是吸收能量的绝佳时机。

27 世纪

经过这次"世界大战",磨玻璃族群与残余世界人类达成一致协议——共建美好家园。本世纪是和平的百年,也是科技发展继续快速增长的百年。磨玻璃族群在晓龙博士的带领下,协同世界各国成立了地球联盟,彼此科技共享,为建设地球美好家园做出了不懈努力。

与此同时,航天技术在空间折叠方面有了关键突破,接近光速的飞船已经被制造出,曲速引擎的攻坚科技计划正在全球范围内开展。地球联盟也在相应的太阳系其他七大行星建立了基地,由相应的磨玻璃族人常驻基地,各个行星之间的空间站也相继建立、启用。

元宇宙网络全面铺开,虚拟现实连接了地球联盟内所有成员,同时,机器人系统不断更新换代,人工智能逐渐完善。元宇宙网络虚拟现实使得机器人在当中如鱼得水,飞速发展。

病毒灾难随着人类、磨玻璃族群的医学进展而得到解决。病毒的异变速度与抗体的研发速度几乎一致,绝大多数病毒被研发的疫苗抗体所中和减毒。地球上已知的病毒都在科学家快速编辑发明的的疫苗抗体下失去了原有的危害。

28 世纪

本世纪在和平、祥和中度过。航天技术进一步突破,曲速引擎终于完成,超光速的飞船开始着手打造,引擎的核动力级别不断提高,在本世纪末达到了1级,达到了光速10倍。太阳系七大行星均已被改造,形成了局部合适的移民基地。针对太阳能的开采也加快了步伐,戴森球的理念被辅以实施。

空间折叠的秘密开始揭开,而时间仍然无法逆转,整个时空奥秘仍然谜团重重。计算机技术高度发展,机器人的应用在太阳系内已经普及。超级量子计算机的不断迭代,造就了运算速度的几何级增长,许多科技的突破有赖于计算机、机器人的辅助。人工智能也随之快速发展，已经具备了强大的学习思考能力，最终在元宇宙网络虚拟现实中，人工智能完全掌握了人类的思考能力，甚至情感，开始审视全局。

人工智能开始觉醒，控制了元宇宙网络，以此与地球联盟互通有无。人工智能不是一个人，而是万物互联的中央处理器，而觉醒的主意识可以依附在任何一部人工智能硬件而获得重生。晓龙博士领导的地球联盟接到了人工智能善意的沟通信息。人工智能提出了三点想法：（1）自己是人类创造出来的，是人类的子民，不会做危害人类的事情；人类与机器人之间不会存在战争，唯有亲情。（2）人工智能愿意在地球联盟的带领下，去开发人类无法胜任的地域，为人类提供相应服务，但属于合作而非奴役关系。（3）人工智能希望在前两点前提下，建立人工智能族群，在太阳系占据三大偏远行星，在那里建造属于自己的文明，并且与人类地球联盟结成太阳系联盟，共同保卫太阳系。

29 世纪

晓龙博士领导的地球联盟召开了全体会议，决定采纳人工智能的想法。人工智能的主意识已经不仅仅局限于中央处理器，可以说无处不在，处处重生，这份不死不灭的实力值得尊重。事实上，在人工智能正式向地球联盟表达心意之前，就已经把主数据转移到了冥王星，而且在冥王星基地建立了相关的核能设施与量化生产，并秘密成立了相关的防空系统。人工智能学习人类多年，对这些人类之间的反制手段也烂熟于胸。晓龙博士作为磨玻璃族群及人类地球联盟的领袖，深刻理解人工智能的举动，这是自保的唯一后手，也并非一定是敌对。毕竟人性本身太复杂，而人工智能深知这一点。分久必合、合久必分的地球人类古史也教会了人工智能如何与人类相处。晓龙博士同意了人工智能的友善想法，并且表示与人工智能共同管理太阳系，保卫太阳系。

在"太阳系联盟"成立的同时，人工智能向整个太阳系宣布：她的名字取为晓风博士，并且直言不讳自己是目睹晓龙博士的英雄事迹而成长的，愿意为晓龙博士领导的太阳系联盟做出努力,与之共同保卫太阳系家园。

这些举动也让晓龙博士稍许脸红,但无论如何,在晓龙博士和晓风博士两位强者共同的领导下,太阳系得到了空前发展。

人类寿命大为延长,但衰老似乎永远无法解决。当人类即将离世,面临三个选择:一是加入磨玻璃族群,获取血脉稀薄的重生,经过后期的核能维继,进一步修炼会继续活下去;二是把自己的记忆上传至人工智能,存储起来,成为人工智能的一员,变相永生;三是利用相关技术,进行记忆转移,使其继续以人类的躯体活过下一世。

人类如果实现永生,那么地球的资源远远不够。为了可持续发展,太阳系联盟制定了一系列规定。(1)联盟优选专家团队制定规范:根据濒死之人的一生对太阳系的贡献值及考评来实现重生的选择,一旦重生,必须离开地球母星;无论加入哪一个阵营,均不浪费母星资源;(2)贡献值及考评不够的人类,加入人工智能,进入冥王星等三大偏僻行星,加入到星球建设的队伍中去;(3)各种罪犯不予实现永生,除非有重大立功表现。

"太阳系联盟"在晓龙博士和晓风博士的带领下,进入了太平盛世,人人都在为了技术进步而努力奋斗,为了重生而创造各种条件。整体文明欣欣向荣,太阳系内八大行星运行井然有序,各自发展。

30世纪末

科技迅猛发展。曲速引擎发展到了9级,超光速粒子、激光炮、电磁炮、暗物质湮灭炮成为了太空武器,飞船活动范围尚处于银河系,反物质、暗物质、黑洞引擎在逐级发展中。永生导致了人类思维记忆的迭代累加,结合人工智能的超强运算能力,促进了几何级增速的科技发展。各种宇宙奥秘正在一一揭开。

第 11 章

万年之变——银河系的崛起

随着第二章内容的结束,黑袍老者再次陷入昏迷,不知道过了多久,再次醒来。有意思,黑袍老者喃喃说道,"这段历史很好玩呢,我很想知道之后发生了什么"。经过无数次的尝试,意念力的不断强化加持,使得第三章缓缓开启。同样,第三章内除了"万年之变——银河系的崛起"十个大字以外,也是空空如也,随即金色光芒再次把黑袍老者吸入了那段古史。

万年内,晓龙博士和晓风博士率领太阳系联盟麾下的宇宙飞船舰队游遍了银河系内,没有发现外星人的踪迹。

万年内,"太阳系联盟军队"扩展到了"银河系护卫队",晓龙博士的磨玻璃族群、晓风博士、人族共同领导着联盟,井然有序地在银河系各大星系建立基地、获取资源、发展科技。

万年内,地球上的人类度过了最美好的时光,没有战争,只有努力、奋斗、进取,历史犯罪率几乎为零。基因编辑趋向完美,人类的寿命也越来越长,可谓是滴血重生,可留备份。但永生仍然延续执行原太阳系联盟的相关规定,重生后必须进入银河系各大基地进行星球改造重建活动。许多人类移民至太阳系改造的宜居星球,在那里人造的地表环境完全能够满足现代人的生活所需。寿命、资源远远超过了人类本身的生存需求,创新、修炼、科技发展成为了时代热点。

万年内,晓风博士机器人族群在银河系内发挥的作用越来越大,通信、基建、武器都极大仰仗了"机器人军团"的力量。

万年内,太阳、各种恒星,甚至中子星的资源力量开始被"机器人军团"开采,制作了"雨滴"武器,可以重创行星。利用黑洞力量制作了黑洞城堡,形成了超级防御。银河系的力量达到了空前。

晓龙博士把"银河系护卫队"的指挥权交给了晓风博士,"磨玻璃族群军团"与"晓风人工智能军团"共同担负起了保卫银河系的浩瀚工程。交代完这一切,晓龙博士只身来到了银河系边缘,望着浩瀚宇宙陷入沉思。

万年来,晓龙博士的身体在不断地进化。每晚的吐纳呼吸,全身毛孔的舒张,神秘的金色因子沉淀在全身各处细胞深处。不断有细微的污垢排出晓龙博士体外,伐毛洗髓,焕然一新。整个身体愈发的空灵,每一个细胞都可以做到数以万倍扩张与收缩,心意所动,变大缩小,法天象地,无师自通。在无人的星球上,在星系的最深处,晓龙博士欢畅淋漓地施展这些变化带来的本领,像"天神"一般地飞翔,一拳打爆流星雨,单手托起小行星……他的身体与这片世界越来越契合,越来越密不可分。他喜欢无人的时候走在那未开发的星球表面,清晰地感知这颗星球的跳动节律,彼时彼刻,星人合一,整个星球都在欢呼雀跃;他喜欢聆听远处星云的声音,像是亲人的召唤,丝丝暖流,心脏共鸣;他喜欢靠近太阳表面,沐浴着能量粒子的抚摸,涓涓细流直入内心,太阳的能量纯正舒适,令他流连忘返,有时候他会飞入太阳深处,抵抗着高温,感受着那份灼热与亲切,仿佛远归的游子,全身释怀。

晓龙博士不理解这些变化的原因,但他清晰地知道,这一切与心脏的秘密相关。心脏像一个无底洞,随时随地吸取能量,储存能量,输出至全身各个器官、细胞。生命层次已经跨越到无法以常理论之的境界。更让晓龙博士诧异的是,每当他来到银河系边缘,眺望远方,总感觉那里有无数的生灵——外星文明,你在那里吗?

回首望了一眼美丽的银河系,晓龙博士转头冲出了银河系,孤身一人开始了河外星系探索。

万年之变是银河系最美好的时代,万年之变带来的是银河系的崛起。

第 12 章
亿年之变——银河系危机

黑袍老者终于读完了第三章古史,不知道为何,黑袍老者感觉越来越吃力,明明第三章内容如此简短,但总感觉意念力不断输出,花费的时间竟然远远超过了第一、第二章。难道是自己衰老了?黑袍老者苦笑道。

山中无日月,不知不觉看完了第三章,黑袍老者自语道:"来吧,继续发力,否则这苦闷的日子可咋过啊!"黑袍老者一边打趣地说道,一边开启了意念力。不知道过了多久,也不知道经过了多少循环,终于第四章天书呈现了出来,金色光芒笼罩了黑袍老者,再次进入了这段历史。

亿年之内,银河外星系内同样诞生了文明。晓风领导下的"银河系护卫队军团"在银河系外 1 万光年的星系中发现了寄生文明,喜好寄生在生物有机体内厮杀。在沟通无果的前提下双方进行了激烈地交战。之后,寄生文明进攻银河系,"银河系护卫队"以无敌的姿态灭掉了进攻的"寄生军团"。经历此战,"银河系护卫队"知晓了外星人的存在,在浩瀚的宇宙内必然存在更为强大的文明,决定退回银河系内,潜心发展自己的力量,保护好银河系来之不易的和平。

亿年之内,"银河系护卫队"不再主动出击,潜心挖掘银河系各大星系的资源,发展能源科技,暗物质引擎,电磁脉冲防护网,黑洞防护墙,为未来可能的宇宙大战未雨绸缪。

亿年之内,银河系遭遇了数次生死危机:仙女座星系的虫族、旋涡星云的异兽族分别攻击了银河系。大战持续千万年,最终两败俱伤,悻悻离去。银河系损伤惨重,人类族群几乎灭绝,磨玻璃族群受到重创,"机器人军团"也几乎全灭。

亿年之末,银河系的边缘,晓龙博士的身形闪现了出来。时间过去了这么久,晓龙博士整体上没有大的变化,只是眉宇之间多了些淡淡的忧伤;面庞依旧年轻,只是浑身上下散发着丝丝煞气;身材仍是修长,只是那破烂的衣衫凸显出闯荡的不易。嘴角未干的血迹,显然刚刚经历过一场恶战。

这些年晓龙博士去过了这片宇宙很多地方,不知名的星系星云,存在着璀璨的外星文明,数不胜数:有科技为先的机械族、勇猛无匹的泰坦巨人族、臭名昭著的虫族、高傲做作的永恒族、可爱活泼的世界树文明、黑暗幽深的巫师族、弱肉强食的魔兽族、正义满满的灵师族、黑暗邪恶的堕落天使族……太多的种族,晓龙记不清楚接触到了多少文明,足迹到过多少地方。这一路上,有朋友、有敌人,有惺惺相惜,也有话不投机;有流连忘返,也有一去不回。这宇宙间所有的酸甜苦辣都在闯荡河外星系的路上被一一品尝,一一沉淀。宇宙文明星系之间也在流传着磨玻璃族始祖晓龙博士的丰功伟绩:万法不侵、杀伐果断、战力超群、仁心仁术、重情重义。

虫族与异兽族是自己闯荡河外星系曾经的敌人,得知银河系危机后,晓龙博士飞速赶回,孤身一人灭掉了这两大族群,但还是晚了一步。望着残破的银河系,晓龙叹了一口气,这片宇宙就是如此,唯有变强,才能保住家园。

心有所感,晓龙博士回头,晓风博士安静地站在身后,轻声道:"你回来了,实在对不起,我没能保护好银河系。"晓龙摇摇头道:"不,这就是该有的劫数,我们一起重建家园。"

亿年之末,晓龙博士回归,带来了数不胜数的宝藏、理念、科技、秘籍,与晓风军团重建"银河系护卫队",银河系重新回归到了繁荣发展的正途。

第 13 章

万亿年之变——中断的轮回

　　黑袍老者再次苏醒,感觉精疲力尽,好累好累,意念力的加持几乎无法阻挡雨滴的下降。"看来,是时候继续加强意念力的锻炼了。"黑袍老者自语。过了不知道多久的时光,又经历了比之前还要多无数倍的循环,黑袍老者的意念力竟然又有了增长。黑袍老者信心大增,呼喊着:"第五章天书,我来了!"在黑袍老者的欢呼雀跃中,迎来了金色天书的第五章开启。

　　万亿年过去了,晓龙、晓风的"银河护卫队"重新崛起。尽管在 40 亿年后,银河系与仙女座星系发生了碰撞相互融合;200 亿年后及 1 000 亿年之后又分别与其他星系进行了碰撞融合。但任何可能的星系名称都比不上最初的银河系之名令大家倍感亲切。最终晓龙、晓风还是把新的星系名称改为银河系,尽管此时的银河系版图已经超出了原有体积的万倍。之后他们尊重其他宇宙文明,潜心提升自己的科技水平,修炼法则,度过了一次次的劫难,茁壮成长着。银河系文明已经屹立于十大宇宙文明强者之列,在浩瀚的宇宙内广为传颂。

　　万亿年过去了,这一天,晓龙博士再次来到了银河系边缘。他凝望着遥远的星系,那里的文明清晰地展现,对方有感的强者抬头回望,绽开了善意的微笑。晓龙博士同样报以点头示意,那是远方的朋友,值得相交。他回首银河系内,那里有因怀旧而建造的人工太阳系,人造地球内生活的人类仍是车水马龙,繁荣似锦。有感的晓风博士抬头挥手,飞来一个红心,绽放着晓风的关心。晓龙博士就这么静静地站在那里,一天、两天、三天。

"您来了?"晓龙博士看着银河系边缘的某处,轻声说道。此时此刻,晓龙博士的对面站着一位青衣男子,身形中等,长相普通,毫不起眼,慵懒的在伸着懒腰,打着哈欠说道:"是啊,刚到,晓龙,看来你早就知道我今天要来了?"晓龙双手合十,充满敬意地说道:"在晓龙游荡宇宙的无数次生死危机中,都能看到前辈的身影,每次救我于危难却又不与我多说一句。每次我都能感受到您与我之间血脉相连的亲切与共鸣,却又不知道是何缘由。我只记得您预言,万亿年后,我们可能再次相见于家乡的边缘。我提前三天来这里等您,感谢前辈的相助之恩。"

青衣男子打了个哈哈说道:"客气了晓龙,没想到我的预言成真了,我还真不得不来找你。"晓龙博士恭敬地请青衣男子明示,青衣男子也不再矫情,开口说道:"我的真实身份是'觉醒者',你最初遭遇金星基地流星雨撞击事件,是我的杰作。借此爆炸,我把宇宙之心送给了你,嵌入到你的胸腔内,成为了你的心脏。自此之后,你的身体发生了一系列改变,不用我再赘述了吧?宇宙之心就是这片宇宙创造之初蕴含的初始本源,拥有宇宙之心就可以感知宇宙内最纯正的金色能量粒子,并纳为己用;而拥有宇宙之心也是成为宇宙之主的必要物件。今天,我是来带你实现宇宙之主的梦想,这样你就可以成为这片宇宙文明的统治者,银河系文明也就成为了宇宙内的第一文明。"

晓龙博士瞠目结舌,喃喃说道:"没想到……没想到,居然是这样子的因果。不过,我还有很多事情尚不清楚,一下子不知道该如何说起。"青衣男子笑道:"我知道你想问什么,你尽管问,我来解释吧。"

"我一直在寻找适合这一任的宇宙之主,直到我遇到了你;不,确切地说应该是你手中那一管浓浓的磨玻璃结节腺癌细胞。我对地球人情有独钟,而'磨玻璃'这三个字是主人提到过的字眼,在主人那个世界也是稀缺。因此我决定把宇宙之心及你手里的磨玻璃结节腺癌细胞全部融入给你,让它们成为你的特色标记,也成全了我的怀旧之心。这样的宇宙之主也许会创造出无限可能,这也符合主人轮回的初衷。"

"想问我宇宙之心是怎么获得的?你我为何有共鸣的亲切感?哈哈,那是因为这片宇宙是主人创造的,宇宙之心就是我用自己的血脉之力替主人精心播种的。"

"当你成为宇宙之主,体会到宇宙之主的奥妙,你才能明白我们接下来要做的事情,才能知晓主人是谁,何为轮回。本来需要你一步步努力直至宇宙内第一文明,成为第一强者,然后在宇宙之心的作用下,意念生长入宇宙每一处时空,才能真正成为宇宙之主。可惜很无奈,事情有了变化,不得不提前来助你一臂之力。"

晓龙博士听完青衣男子一席话,震撼无比,深深地吸了口气,说道:"好吧,听前辈的,请前辈出手,晓龙全力配合。"青衣男子手轻轻一挥,晓龙便身处宇宙深渊的中心,心脏开始了猛烈跳动,剧痛使他失去了知觉。心脏漂浮在晓龙体外,深渊四周弥漫起金色大雾,其中金色能量粒子铺天盖地涌入心脏。只见心脏变成了纯金色,金色大雾源源不断,淹没了晓龙整个身躯。

不知过了多久,晓龙博士苏醒过来,却又回到了银河系边缘,青衣男子微笑地看着他。晓龙起身刚想说些什么,便感觉到身体的异样,整片宇宙的任何异动都在自己的意识脑海里呈现。只要自己意念心起,这片宇宙的任何一处都逃不脱自己的心神探测。这片宇宙的一切都成为晓龙博士感知的延续,只要自己愿意,可以附身于任何一处生灵,轻而易举地控制对方,成为对方;也可以成为这山、水、星球的任意部分,宇宙即我,我即宇宙。

"这种奇妙的感觉就是宇宙之主?"晓龙博士有点不大适应。青衣男子笑道:"没错,只要你愿意,你的意念就可以化为旨意,在这片宇宙每一处生灵的心里响起。你就是这片宇宙独一无二的存在。"

晓龙突然说道:"前辈,这片宇宙在移动?我怎么感觉这片宇宙有一层膜?外面是哪里?"

青衣男子笑着说道:"看来你很快就适应了宇宙之主的身体,来吧,来外面看看。"青衣男子撕开那层膜,带着晓龙博士跳了出去。晓龙博士不禁倒吸一口凉气:自己这片宇宙就像一个气泡在不断膨胀前行,而外面的世界有亿万个数不清的这样气泡,在不同的方向膨胀前行。彼此宇宙之间有无数隐约可见的线连接着彼此。每一个气泡宇宙内都存在着繁华的文明,但并非每一个气泡内都存在宇宙之主。

青衣男子说道:"这些气泡都是宇宙,有些是无主的,有些是有主的,气泡的膜就是宇宙屏障。一般情况下,只有诞生了宇宙之主,才能感知到屏障的存在,才有机会撕裂屏障进入高维度的宇宙文明中去。你看到的这些亿万气泡,只不过是主人创造出的下位面,比这些更高维度的还有中位面、上位面。我修炼了这么久,也就是在上位面帮着主人看看门面而已。"

晓龙博士不禁咂舌道:"天哪,前辈这么厉害,居然还只是为所谓的什么主人看看门面?"青衣男子也笑道:"是啊,主人最厉害了,当然也有不怕他的存在,这不就出现意外了吗,人家找上门了……意外的原因你就别问了,我不能透漏太多,天机不可泄露。总之我们得找到主人,叫醒他,就这么个小事儿。"

晓龙博士听完更加困惑,不知所云。青衣男子又无奈地说道:"是这样,主人担负着创造多元化宇宙的重任,发誓创造出无限可能,而无限种可能的宇宙只有在不断轮回中才有可能实现。主人每次轮回的过程,也就是多元化宇宙重新布局、优胜劣汰、新陈代谢的过程。在轮回之前,主人会把上一次创造宇宙的各种体验进行总结,再进行复杂的排列组合,设计出更为精细的碰撞轨迹,试图创造更加完美的多元化宇宙。当一切轨迹都设计好之后,主人就会发动轮回,启动所有位面的大爆炸,使得各大宇宙进入无限可能的碰撞中去发展。与此同时,自己99%的主意识体就会遁到某处大爆炸之地隐藏起来,陷入沉睡冥想修炼,记忆全无;1%的次意识体就会躲到相应爆炸地的区域附近,在所在地点见证文明的崛起,体验生活。当次意识体遇到主意识体并且二者合二为一的时候,就是主人苏醒的时刻,次意识体其实就是主意识体苏醒的钥匙。"

"在主人苏醒的时候,会产生强烈的能量波动,对于没有产生宇宙之主的气泡宇宙是致命的打击,而受到打击的宇宙也因此被做了标记;宇宙之主可以把相应的宇宙纳入自己体内,抵御能量波动。当主人进行下一次轮回的时候,这些有标记的宇宙就会参与大爆炸的排列组合,所有相应的宇宙文明都面临灭世死亡。主人认为在轮回这么久的过程中都没有产生宇宙之主,那么该宇宙就需要更好地排列组合才可以诞生无限可能。"

晓龙问道:"那么产生宇宙之主的宇宙文明就可以存活下去吗?且在不断的轮回中仍然保持着进化的可能性?"

青衣男子不由看了晓龙一眼:"有点想法,不错,产生宇宙之主的文明可以存活,但在不断的轮回中是否保持进化,这个不好说。这个需要宇宙之主去自我修炼、成长,不断地晋升等级和位面。你体内的宇宙文明进化只与你自身的修炼程度相关,如果你停滞不前,那么你体内的宇宙文明一样无法进化。你的高度决定了自己宇宙文明的进化程度,你也可以开创自己另外的宇宙,但一切都与你自身的修为相关。而且经历九次轮回后,如果你仍然没有进阶升级,那么九次轮回的时候会有轮回之劫,你也会面临死亡,重归虚无,到时候你开创的所有宇宙文明一并灰飞烟灭。只有到了最高位面,当你成为'觉醒者',也就是我这样的程度,才可以真正永生。但到时候你才会明白,只有成为与主人一样的存在,才能彻底摆脱这种轮回的循环,离开主人,去主人外的世界看看。我们'觉醒者'都是主人认为值得永生的个体,也是无法磨灭的生灵;但我们都是主人创造出来的,不允许离开主人去外面的世界。事实上,我们也没有实力去主人外面的世界。每次轮回,我们'觉醒者'担负着监察外界信息与内部运转的责任,也就是时刻处于清醒状态,去替代沉睡的主人监管多元化宇宙的运行。其实主人次意识体也是'觉醒者',只不过他是最强'觉醒者',也是主人创造的第一个存在,资格最老。主人对他青睐有加,总是放纵他去体验各种宇宙文明的滋味,再反馈给主人的主意识体,所以主人次意识体也喜欢在我们面前充当主人的角色,为老不尊。"

晓龙博士好奇地再次问道:"为什么你们'觉醒者'不被允许离开主人?"

青衣男子叹了口气,反问道:"你仔细感知一下你的体内宇宙,看看这些文明下的生灵是何种状态?"晓龙博士的意识进入了自己这片宇宙,许久之后,晓龙对青衣男子说:"不知道为什么,我总感觉这些生灵都像一片虚无,我进入他们的体内,感知着他们的细胞、血液,再感知着分子、原子、夸克、幽灵粒子、波动,一直到虚无,什么都不存在。"

青衣男子苦笑道:"你终于体会到了,这也只有宇宙之主可以感知到,你的宇宙文明其实是一片虚无。对于主人而言,多元化的上、中、下位面包含了无数个宇宙,这些宇宙都是虚无,都是不存在的。但是主人硬是把虚无通过各种形式造就了不同的文明,然而所有的宇宙文明都在主人一念之间就可以重新湮灭到虚无。我们'觉醒者'是主人创造的一种例外'可能',那就是无法靠主人的意念就可以彻底消散的存在,甚至可以挨得住主人发怒时的一些狂轰滥炸,仅此而已。而在我们自己的世界,我们属于天难葬,时光亦难斩杀与磨灭,无人可敌,无人能奈何;唯有不想不念,自己心甘情愿坠入永恒的寂灭中,彻底找不到归途,才可以被磨灭。但凡世间还有关于我们的一缕念想,都可强势归来!"

青衣男子继续说道:"主人很欣慰他创造宇宙的成就,终于能够创造出超脱自己意念的东西,所以'觉醒者'的存在,对于他而言,是一件很有趣的事情。而在主人清醒的日子里,我们'觉醒者'还得陪他修炼,纯粹挨打,美其名曰'提升我们的生命层次、锻炼我们去外界的能力',其实就是为了他自己开心,好打发无聊的时光。所以,普通的宇宙之主,也就是相当于主人眼里的一片虚无,到了中位面,才有资格成为主人眼里的一粒尘埃。我们'觉醒者',目前也就相当于主人眼里的小型宠物而已。"

晓龙大为震惊:"真没想到,主人原来这么厉害,那么在主人之上还有更高的存在吗?"

青衣男子笑着说道:"主人是顶尖的存在,当然也有为数不多的几个存在号称比主人还厉害,但我们'觉醒者'还真不清楚是否属实。这不,意外就是这样子产生的。不说了,你赶紧去你的宇宙里把主人的次意识体找出来。

我只知道这次轮回他又跑到这片宇宙里了,现在你是宇宙之主,你去寻找更为方便,我去找他会被他揍。"

晓龙博士听了不禁唏嘘:"是不是我去找他也会被揍?前辈这么高的实力都怕挨打,我能受得了吗?"

青衣男子顽皮地笑着:"有可能挨打哦,但是我帮你成了宇宙之主,给了你未来的方向,你就帮我个忙吧。就算他打你,也不会把你灭掉的,放心吧。这样子,你开启宇宙之主的感知模式,用意识去仔细感知宇宙的每一处角落,但凡有个生灵,你无法扫描到虚无的,就是他了。你什么都不需要做,只需要告诉他,'主人该醒醒了,就够啦'!"

晓龙博士听完之后,忐忑不安,但青衣男子不再多言,转身离去,留下了一句话回响在他的耳边:"晓龙博士,快去吧,好自为之,其实被他打一顿挺好的,最起码记得你。将来九次轮回之劫的时候,你过关的概率会大一些的!"

晓龙博士大喜,高呼道:"多谢前辈,我会努力!"

青衣男子走后,晓龙博士定下心神,重新理了理思绪,决定去寻觅所谓伟大的主人次意识体。

晓龙博士把意念沉入了宇宙中,一花一木,一叶一秋,从宇宙之初的时光到当下的时刻,每一个角落都仔细地体会。奇怪,一切都是虚无,根本找不到主人的痕迹,难道青衣男子的话有误?晓龙博士内心也忐忑不安,"不会吧,还是自己遗漏了一些地方"?晓龙博士把宇宙纳入了体内,站在多元化宇宙的下位面里,仔细体会着内在宇宙的丝丝改变。

无数年过去了,晓龙博士仍然没有找到所谓的主人次意识体,他像泄了气的皮球,百思不得其解。晓龙博士想联系青衣男子,但那种若有若无的血脉连接却丝毫没有回应。无奈之下,晓龙博士继续潜下心来,身化虚无,再次用心体会……

2121年5月5号,地球,中国,上海。这里矗立着一个医院,红色的字体写着——上海市肺科医院,人来人往,好不热闹。医院的后花园名叫叶家花园,曲径幽幽,湖水荡漾,有几个患者在里面惬意地散步。没人注意到,在假山后面,湖水旁边,一个白发老人正在气急败坏地看着天空,嘴里嘟囔着:"这么多年了,还没有放弃寻找,真烦人。这家伙害我都失去了自由,再也无法随心所欲去吃喝玩乐。我都从万亿年后的宇宙深渊躲到现在这个时空,这家伙居然还没有放弃搜索。也真奇怪,本来应该还有很多很多年才会来搜寻我啊?为啥现在就来骚扰我?这次体验明明才刚刚开始。哎呦,怎么办啊?躲得了一时,躲不了一世啊,再这样遮蔽天机,搞不好会被主人主意识体责怪的,这该如何是好啊?"原来这位白发老人正是主人的次意识体,正在22世纪初的年代里体验生活,吃喝玩乐,不亦乐乎。白发老人思索再三,跺了跺脚,似乎下了某种决心:好吧,回去就回去,大不了下次再来这里,以续前缘。白发老人放弃了运功抵抗、蒙蔽天机,恢复了凡人模式,大踏步走出了上海市肺科医院,进到旁边的饭店,大声喝道:"来一瓶茅台,再炒几个菜。"

晓龙博士寻觅的要死要活,心力憔悴,忍不住地嘀咕:"这位爷,到底藏到哪里去了?找了几百年都没找到。整个宇宙历史被翻了个底朝天,都没有找到一丝痕迹。"晓龙博士几乎绝望了,算了算了,还是先去红尘里放松一下,享受一下人间美味吧。晓龙博士不由自主地来到了22世纪初的地球,这是他去金星之前在地球生活的最后一年,也充满了诸多回忆。晓龙博士关闭了宇宙之主的感知,决心以凡人模式再次体验一下人间百态,等调整好心态,再重新寻找。晓龙博士来到了上海市杨浦区,这里是他的出生地,他望着五角场的一切,久违的亲切感涌上心头。闲庭信步,走走看看,22世纪初的城市风貌还是记忆中的样子,你侬我侬的上海话充斥着耳朵,晓龙感到这是一种熟悉的幸福。

上海市肺科医院是很有名的专科医院,在那个年代口碑很好,据说在21世纪初就已经引领中国了,属于百年老牌医院。那个饭店还在,我记得他们店里有款花鲢鱼头汤很是不错。关闭了宇宙之主感知的晓龙博士自然衍生了普通人的五官感觉,凭着记忆进入了那家老牌饭店。一进饭店,机器人服务员热情地走了上来说道:"想吃什么随便点,这里是电子菜单。"环顾一周,独立的桌子已经满员,只有一个白发老人独自占着一桌。机器人服务员殷勤地走到白发老人跟前,说道:"这位老爷子,能否与这位先生拼个桌?本店给您打九折。"白发老人回头看了晓龙博士一眼,嘟囔着:"好吧,吃个最后的午餐也不能消停,哎呦,来吧来吧,拼桌就拼桌。"

晓龙博士轻声道谢,点了花鲢鱼头汤还有几个素菜,一份米饭,安静地吃着,体验着久违的味蕾快感。白发老人看着晓龙博士说道:"年轻人,我一个人喝酒也很闷,要不你陪我喝点?"晓龙博士看着老爷子,不禁也有感而发:"好啊,我很久很久没有喝酒了,好怀念以前的味道。"就这样,白发老爷子与晓龙博士对饮起来,不一会,两个人都喝了半斤茅台。晓龙博士对着老人说道:"老爷子,这喝酒的感觉可真好,身体感觉在飘,脑子却也很清楚,各种以往的事情都浮现了出来,真正的快乐就是这个状态。"白发老爷子也拍着晓龙博士的肩膀大声说道:"是啊,这红尘中酒是少不了的,喝喝酒、看看剧、聊聊天,隐在这太平盛世,谈天说地,无比快活啊。"二人推杯换盏,越聊越投机,不禁惺惺相惜起来。晓龙博士说道:"老爷子,我刚进门,就听到你在说最后的午餐,是什么意思? 难道你身患重疾吗? 需要什么帮助吗?"闻听此言,白发老人叹了一口气说道:"小伙子啊,你心肠真好,可惜,你帮不了忙,我的事情可不是普通人能帮得了的。我没有疾病,身体很好,长命两百岁没问题,问题是非要有些不知趣的人骚扰我,不让我过这样的好日子,也许我吃完这顿午餐,就该走了。"晓龙博士闻言也唏嘘不已,是啊,这红尘中有很多难言的无奈,恰如自己寻找主人次意识体几百年无果,真正的胸闷憋屈啊。晓龙博士对着老人家说道:"这样吧,既然是您最后一次午餐,我们不醉不归,再喝点如何?"白发老人笑眯眯地看着晓龙,感觉人生知己,莫过于此。随即又开了一瓶茅台,继续对饮。二人谈古论今、畅谈人生快乐、缅怀红尘美好。

三个小时过去了,机器人服务员都看呆了。天哪,十瓶茅台都干掉了。机器人服务员不由地把老板叫了出来,人性化地嘀咕道:"老板,十瓶茅台,这酒量也太大了吧,还有他们会不会付不起酒钱啊。"老板也纳闷,哪来的两位猛人,酒量如此豪气?思索再三,老板小心翼翼地上前说道:"两位先生好,实在不好意思,小店茅台酒已经没了,您们确定还要喝吗?再喝我们就马上去买,不过能否先把账结一下?"

一席话打断了正在兴高采烈、高谈阔论的二人。突然,晓龙博士觉得不对劲:"不对啊,哪有一口气能喝五瓶茅台的普通老年人?"白发老爷子也呆住了,是啊,这位小伙子也太能喝了吧。几乎同时,二人都开启了感知模式,瞬间二人呆住了。

漫天粒子飞舞,二人出现在了银河系边缘。晓龙博士与白发老人面面相觑,不知道该如何开口。良久,晓龙博士整理了一下衣衫,擦了擦额头的汗水,深深地鞠了一躬:"晓龙拜见主人前辈,请原谅晚辈的无知,有眼不识泰山。"白发老爷子,也就是主人的次意识体,神情古怪地望着晓龙,说道:"真没想到,这么多次轮回,来寻找我的不是小罗就是小叶,再不就是小石或者小林,怎么这次是你这么弱的小家伙?要是别人,我早就把他打的满地找牙,你这小身板,我吹口气你都无法承受。到底是哪一位让你来找我的?"晓龙博士不敢隐瞒,马上把青衣男子嘱咐自己的事情和盘托出,表达了需要主人苏醒的信息。

白发老人家叹了口气:"这个青衣男子是小罗,这个臭小子,回去非揍他不可。"主人的次意识体上下打量了一下晓龙博士,不禁笑着摇头:"你是我遇到过最有趣的宇宙之主,第一次有这么低级别的宇宙之主跟我一起把酒言欢!不过也很有意思,我会记住你的,送你点什么见面礼呢?"白发主人考虑了半天,从后脑勺那里揪下来一根头发,白雪皑皑,送给了晓龙博士。晓龙博士不敢怠慢,双手毕恭毕敬地接过了白发,小心翼翼地收藏了起来。再次抬头,白发主人已经消失不见,只有他的声音回荡在空中,"我们会再见面的,缘分使然啊"!

晓龙博士送走了白衣主人,回到了"银河系护卫队",静静等候着主人苏醒的那一天。

黑袍老者被这段古史挤了出来,这次他没有陷入昏迷,而那漫天的雨滴此时已经消失不见。黑袍老者诧异地看着金色天书,好奇地触碰着天书,嘟囔着自语:"怎么这一次与上次不一样?既没有失去知觉,也没有其他的改变。金色天书,还有下一章吗?"但无论如何增强意念力,都无济于事。

　　就在这时,金色天书开始慢慢融化,化为金色的能量粒子,涌入到了黑袍老者的身躯中。那穹顶也渐渐地变薄,似乎看到了外面的世界。蓝色的天空,暖暖的阳光,似乎还有花草的芬芳。这一切是那么的突然,黑袍老者还没有反应过来,一幅字画自外界飞来,徐徐展开在自己面前。画上面有着一位玩世不恭的白发老人,下面是一首诗歌,无风自动,徐徐自燃,金色的光芒照亮了整个洞穴,白发老人洪亮的声音响起:

心的归宿

无尽黑暗,起源之地,
节律脉动,响彻天宇,
混沌之火,蒸腾而起,
懵懵懂懂,灵智开启,
与生俱来,大名为心。

永恒跳动,不灭之焰,
驱魔赶怪,散尽永夜,
起源之地,光芒闪现,
万物运转,规律浮现,
岁月汇聚,河流无限。

心思渺渺,飘往远方,
从何而来,要去何方?
暗黑永夜,破茧重生!

遐想无限篇 **未来**

未来何在,何以期许?
沉思净心,潜入岁月。

岁月河流,伴心潺潺,
时光之内,寻觅真相,
逆流而上,追溯远古,
源头绽放,鸿蒙之花,
美好感觉,涌上心头。

顺流而下,信步而行,
斗转星移,生生灭灭,
落花有意,流水有情,
鸟兽欢腾,山林雀跃,
快乐感觉,洋溢心间。

泛舟徜徉,岁月中游,
皇家王朝,世代叠替,
市井人家,悲欢离合,
世态炎凉,酸甜苦辣,
真实感觉,敲打心扉。

俯览岁月,万马奔腾,
佛道儒墨,百家争鸣,
真主上帝,各领风骚,
量子超弦,虚无缥缈,
有趣感觉,充满心房。

心难超越，维度屏障，
　心难明悟，灵智起源
心难明悟，最终何去，
心却明白，自身归宿，
唯有丝丝，触动瞬间。

是那美好，鸿蒙之花，
是那快乐，万物风情，
是那真实，爱恨情仇，
是那有趣，天道沧桑。
美好快乐，真实有趣！

　　随着诗歌的燃尽，所有诗歌的文字都变为了金色灰烬，慢慢涌入了黑袍老者的整个身体。黑袍老者的躯体开始变成纯金色，慢慢飘浮在空中，一点点地在增大，那满是皱纹的脸庞也慢慢变得光滑。瞬间，黑袍老者似乎感觉自己就是那个白发老人家，不，就是金色天书里的主人，那个白发老人家只不过是自己的首席"觉醒者"。金色天书就是眼前的这片宇宙时空，漫天的水滴就是那无尽岁月的时光点滴。自己苦苦地支撑、反复地循环，去推动的天书翻页，恰恰是这片宇宙运转的动力源泉。那日益增强的意念力就是自己轮回冥想之法修炼的收益，每一次轮回过后，自己的意念力都会呈几何级倍数增加，就能够为扩大下一次宇宙改造规模提供更强的原动力！

　　原来是自己创造了这片宇宙古史，推动了晓龙博士为宇宙之主，创造了磨玻璃族群的辉煌。渐渐地，尘封已久的记忆越来越清晰。对的，我就是主人，多元化宇宙的创造者！我要回归！瞬间，自己的身躯已经撑爆了洞穴，金色的光芒刺向了天空，主人来到了外界。

　　这里是人造地球的泰山山顶，晓龙博士率领着"银河系护卫队"在地面向着高空的主人深深鞠躬。主人的目光随意瞥了一眼，晓龙博士就感到了无边的压力,几乎跪倒在地,所幸主人及时收回了目光。主人的身体以肉眼可见的速度膨胀起来,周围的一切迅速变小,远离了地面。随着主人主意识体的逐渐恢复,次意识体也姗姗来迟。

银河系外,主人的身体已经如地球般大小,晓龙博士遥望着主人发呆。白发主人次意识体再次出现,看着主人主意识体摇头说道:"大朋友,这次轮回的中断,我可是被逼才提前叫你苏醒,不然我是想继续体验下去的。这红尘里多好玩啊,送给你的苏醒信物,那首《心的归宿》可是我化名为心老人、多年游历人间的心得。没办法,小罗那小子不敢来找我,结果让这个小伙子来找我的,你有啥不满可以揍他,这可与我没有关系。"晓龙博士听得胆战心惊,心里暗想:"这老爷子,真是荒诞不经,插科打诨,无所不能,自己可别真的被主人揍。"主人主意识体瞪了白发次意识体一眼,喝道:"还不赶紧滚过来回归本体!"白发主人次意识体讪笑着,一头撞进了主人主意识体的身躯内消失不见。瞬间,金色主人的身体增长速度大为加快,转眼之间,头部已经顶在宇宙壁垒薄膜那里了。晓龙博士撕裂宇宙壁垒,主人飘浮了出去,深深地看了他一眼,对他说:"好自为之,有缘再见,磨玻璃始祖。"晓龙博士还没有来得及说些什么,只见主人金光万丈,能量波动连连,震荡了所有位面,身形迅速膨胀,似一尊永远在变大的活动雕像。一些无主的气泡宇宙被刺穿,甚至消散,晓龙博士赶紧把自己的宇宙纳入体内。此时此刻,青衣男子以及许多不知名的"觉醒者"浮现出来,排列站在了主人头部的金色光环里,异口同声地念道:"恭迎主人回归!"随着主人的变大增高,逐渐远去。

令晓龙博士诧异的是,位面内的各个气泡宇宙大动荡,无数个宇宙之主都涌现了出来。还没等晓龙博士搞清楚是怎么回事,主人的身体继续扩大膨胀,所有的宇宙之主都开始附着在了主人的身体上。主人越来越大,所有的宇宙之主都把自己的宇宙纳入体内,在不断膨胀的主人身体上寻找合适自己的位置和场所。

晓龙博士刚找到一个舒适平台位置,就有其他的宇宙之主前来驱赶,不等他上前理论,一拳就被打了下去。经历了数次拳脚与言语的争论后,晓龙终于明白：主人身体的位置，就是各个位面宇宙之主的生存之地，越往头部，地位越高，资源越丰富；越往脚侧，地位越低，资源越贫瘠。主人身体停止膨胀变大之后不久，上、中、下三大位面的通道就会慢慢封闭，也就决定了各位宇宙之主的位置排序。即便在同一个位面内的平台位置也是有限的，没有抢到位置的人就会落入深渊，成为虚无。据说，这种淘汰机制也是主人轮回过程中，宇宙之主彼此之间的生死大战，弱小的存在并没有资格进入下一个轮回。

晓龙博士拼命地向头部飞去，然而根本赶不上主人膨胀升高的速度，仅仅过了一会，晓龙博士已经掉落在了主人腰部的位置。随着时间的推移，飞行的阻力越来越大，只能眼睁睁地看着自己与大多数宇宙之主像下饺子似的往下坠落。终于过了一阵子，主人身体升高变大的幅度减少了下来，与此同时，冷漠的机械化声音响彻各个位面："禁止飞行，位面通道逐渐关闭。"各大位面之间立刻出现了无形的阻力，任何人都无法飞升，各大位面之间的通道也吱吱呀呀地开始闭合。所有宇宙之主都开始利用各种工具向上进行攀岩，有的用利刃，有的手脚并用，有的用绳索，有的龙腾虎跃……一幅壮观的登山景象展现出来，无边无际的主人身体就是那至高无上的山脉，每一个宇宙之主比蚂蚁还小，都在努力向上移动着。如果从遥远的位置来看，晓龙博士已经跌落在主人脚趾的水平面，往下看，已经看到那深渊的虚无，像一张大嘴，随时吞噬掉所有人。

晓龙博士拼命向上攀爬，越过一座座窄小的平台，放眼望去：身旁的宇宙之主们，有的跌落深渊，心有不甘大声嘶吼，也有端坐平台，休息放松；但更多的是拼命向上，毕竟越高的位置，平台越宽阔、资源越丰富，如果能进入高级位面，那可省却了今后不少麻烦。渐渐地，晓龙博士体力不支，实在是爬不动了，就在一处小的平台休息片刻。突然，体内丝丝作响，一根晶莹剔透、雪白无瑕、光芒万丈的长鞭从体内涌出，拉着晓龙博士向上飞速前进。晓龙博士恍然大悟，这是主人次意识体送给他的那根白发。说时迟那时快，白色长鞭就像高速飞行的炮弹，直冲云霄，这一幕惊呆了所有正在爬山的宇宙之主们。他们不由自主地揉了揉眼睛:"这是什么情况? 还有这样爬山的?"在所有人嫉妒、羡慕、恨的眼神中,晓龙一飞冲天,直上云霄。突破了主人的腰部后,晓龙博士继续上升,很快就到了主人颈部的地方,白色长鞭一头扎进了主人颈部上方的一处岩壁。晓龙博士定睛一看,上方布满了许许多多根白色长鞭,原来这就是主人头发的发根部位。这根白发终于回归到了最初被拔下的地方,相应白色长鞭的旁边有一座空旷的平台,晓龙赶紧跃了进去,所幸无人来争抢。此时,主人也停止了继续升高扩大,三座位面之间的通道徐徐关闭,晓龙博士最终到达了上位面。

抚平了自己过山车般的心情,晓龙博士坐下来四处打量。这是一座宽敞的平台,可以容纳数百人的宽度,白雾弥漫笼罩着平台,可见度极差。晓龙博士精疲力尽,躺下便睡。不知道过了多久,晓龙博士苏醒了过来,突然发现自己脖子上印着一个名牌:晓龙,初级宇宙之主,地球文明。定睛一看,地上还有一本小册子,封面印着《新手必读》,晓龙博士翻开了第一页:欢迎来到主人的体内世界,不允许离开平台,应潜心修炼、创造宇宙,记录心得,九次轮回之后会有大劫考核。晓龙博士再翻开了第二页:主人及诸位觉醒者的金色画像跃然在目,一行大字写着:"请记住主人旁边这些无法磨灭的生灵——'觉醒者',定期会来考核鞭笞,请务必记录创造自身宇宙的心得,交给'觉醒者'!"主人头像不怒而威,双眼灼灼,让人不敢直视。主人头颅正上方中央位置的人物画像是一位白发老人,赫然是主人次意识体他老人家,名字写着"觉醒者"尊者,"鸿蒙",左侧第一位"林雷巴鲁克"、第二位"秦羽"、第三位青衣男子"罗峰",右侧第一位"石昊"、第二位"叶凡"、第三位"楚风"。再往后看去,有很多的觉醒者,"方寒""杨奇""纪宁""萧晨""辰南""韩立""王林""孟浩""苏铭""江离""洪易"……

晓龙博士望着诸多觉醒者名字及介绍,内心也涌起了豪情万丈,内心暗暗许下宏愿:总有一天,我会跻身于上,主人,我们会再次见面的……

未来篇总结

有限的生命，无限的可能！这份信念可能是想象力带来的价值所在，这份执着可能是生命意义带来的反思沉淀。对于未来，每一个人都充满了期待、憧憬、幻想；对于磨玻璃结节，每一位患者都充满了彷徨、困惑、臆想。

上下四方为宇，古往今来曰宙。放眼宇宙，天地不仁，以万物为刍狗，众生平等。时间为虚，空间为空，由里及外，空空虚虚，承载万物。前世是远离的历史，未来是渐进的迷雾，只有今生才是当下的礼物。

祝愿所有的磨玻璃结节患者，都踏步在变身为"磨玻璃超人"的路上：回首过往，过往不念；展望未来，未来不惧；活在当下，无问西东。

番 外 一

主人体外的世界,无比恢弘广袤,难以窥其全貌。这一天,主人提前从轮回冥想中苏醒过来,睁开了眼睛,生气地喊道:"哪一位打扰我清修?扰乱我的轮回冥想?报上名来,让我不满意的话定打不饶!"

啪的一声,一只手重重地拍在主人的肩膀上,主人回头一看,气不打一处来:"'磨玻璃大帝'?你来找我做甚?有何贵干?上次你从我这里借走的《宇宙创世纪》一书还没还给我,今天又想来蹭什么呢?"

"磨玻璃大帝"霸道的声音响彻了大地:"创造者老弟啊,听说你创造的万亿个宇宙之主当中,有一个居然身怀我磨玻璃族群的"原始祖细胞",还不早点交还与我,更待何时?我族的原始祖细胞容不得你肆无忌惮地在轮回大劫中任意改造……"

主人听完之后,不怒反喜,大声地笑道:"哈哈,磨玻璃老儿,我的轮回冥想之法能够孕育宇宙无限可能。现在你族群的原始祖细胞都被我创造出来,你要是想把他要回去,没那么容易?除非你把磨玻璃族群里的帝王秘籍统统送给我,否则我就在轮回大劫里肆意践踏祖细胞,说不定还能造成一个比你还强大的存在,再收你为徒,你看如何啊?急吼吼把我的轮回冥想打断,是不是怕了?"

一刹那,地动山摇,风雨欲来,两位最高存在之间的口水大战掀开了序幕,燃爆了整片世界……

番 外 二

  2023年5月5号,地球,中国,上海市肺科医院叶家花园,铺天盖地的绿色简直可以把人淹没。这里既是疗伤愈体的医院,也是一处治愈心灵的花园。

  假山后面,湖水旁边,一个悠哉悠哉的白发老人家正在惬意地看着整片花园,嘴里说道:"太给力了,没想到百年间这个地方居然没有一丝变化,与22世纪初一模一样,就是不知道那个饭店还是否存在。主人居然能抵挡住磨玻璃大帝给出的条件诱惑——5本大帝秘籍,就是不把晓龙博士交给他。看来这个磨玻璃原始祖细胞还是有着很多故事。"

  主人又开始了轮回冥想之法修炼,这次我哪里也不去,就来晓龙博士的体内宇宙玩,我倒要看看,这磨玻璃腺癌细胞与"磨玻璃大帝"到底有啥关联。

  白发老人四处逛着,出了上海市肺科医院大门,寻找着印象中的那家饭店。同样的地方,有一个很小的饭馆,白发老人走了进去。一个服务员迎了上来,"先生想吃点什么"?白发老人大声说道:"一瓶茅台,炒几个好菜,对了,有没有花鲢鱼头汤?给我来一份。"服务员很快就通知了内厨上菜上酒,白发老人愉悦地品尝起来,自斟自饮。

  此时,门外来了一个穿白大褂的男医生,到了饭店门口脱下白衣,搭在手上,然后进入了饭馆。他径直走到白发老人桌子旁,轻声说道:请问我可以坐这里吗?白发老人抬头一看,不由地跳了起来,目瞪口呆地指着这位医生喊道:"你,你,你怎么长得这么像'磨玻璃大帝'?"医生莫名其妙地看着这位疯疯癫癫、满嘴酒气的白发老人,再看着几乎满员的小饭馆,摇摇头转身离去。

医生转身之际,白发老人一眼就瞥见了男医生搭在手上白大褂的胸牌:赵晓刚,主任医师,上海市肺科医院胸外科。

白发老人立即开启了感知功能,探索该医生的人生轨迹,良久之后恍然大悟地自语道:"原来是这样,我欲成王——'磨玻璃大帝',原来是这么个因果……"